常小荣　岳增辉　章薇 ◎ 主编

Shoudao Bingnengchu Yi
Renti Jingluo Xuewei Kuaisu Quxue Yangsheng Tujie

手到病能除（一）

人体经络穴位快速取穴养生图解

主　编：常小荣　岳增辉　章薇
副主编：刘　密　艾　坤　王德军　刘迈兰　钟　欢
编　委：司马雄翼　蒋学余　王艳锋　曾序求　石　佳
　　　　杨　舟　谭　静　阳晶晶　张国山　易　展
　　　　阎卉芳　田浩梅　陈楚淘　佘　畅　赵　钊
　　　　刘　琼　贲定严　杨　青　舒文娜　吴安林
　　　　汪厚莲　马明珠　邹逸凡　李　丹　潘思安
　　　　李成文　卢享君　刘　霞　刘红华　张　驰
　　　　刘　涛　曹佳男　胡小珍　刘　祎

湖南科学技术出版社

图书在版编目（ＣＩＰ）数据

手到病能除（一），人体经络穴位快速取穴养生图解 / 常小荣，岳增辉，章薇主编. -- 长沙 ： 湖南科学技术出版社，2018.1
ISBN 978-7-5357-9405-5

Ⅰ. ①手… Ⅱ. ①常… ②岳… ③章… Ⅲ. ①经络－养生（中医）－图解 ②穴位－养生（中医）－图解 Ⅳ.①R224-64

中国版本图书馆 CIP 数据核字 (2017) 第 179848 号

SHOUDAO BINGNENGCHU YI

RENTI JINGLUO XUEWEI KUAISU QUXUE YANGSHENG TUJIE

手到病能除（一）
人体经络穴位快速取穴养生图解

主　　编：常小荣　岳增辉　章　薇
责任编辑：曹　鹬
文字编辑：唐艳辉
出版发行：湖南科学技术出版社
社　　址：长沙市湘雅路 276 号
　　　　　http://www.hnstp.com
湖南科学技术出版社天猫旗舰店网址：
　　　　　http://hnkjcbs.tmall.com
邮购联系：本社直销科 0731-84375808
印　　刷：长沙市雅高彩印有限公司
　　　　　（印装质量问题请直接与本厂联系）
厂　　址：长沙市开福区德雅路 1246 号
邮　　编：410008
版　　次：2018 年 1 月第 1 版
印　　次：2018 年 1 月第 1 次印刷
开　　本：710mm×1000mm　1/16
印　　张：12
书　　号：ISBN 978-7-5357-9405-5
定　　价：39.80 元
（版权所有·翻印必究）

STEP 1

用手机扫描二维码

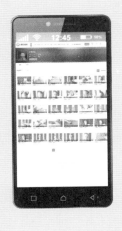

STEP 2

进入视频专辑页面

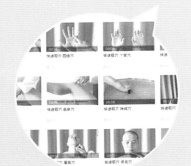

STEP 3

输入穴位名称查找观看

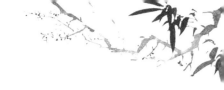

前言

经络学说是祖国医学基础理论的核心之一，源于远古，服务当今。在两千多年的医学长河中，一直为保障中华民族的健康发挥着重要的作用。

经络是人体内气血运行通路的主干和分支，包括经脉和络脉两部分，其中纵行的干线称为经脉，由经脉分出支脉连络全身各个部位的分支称为络脉。《灵枢·经脉》曰："经脉十二者，伏行分肉之间，深而不见；其常见者，足太阴过于外踝之上，无所隐故也。诸脉之浮而常见者，皆络脉也。"经脉纵横交贯，遍布全身，将人体内外、脏腑、肢节连成一个有机的整体。当针刺、艾灸、火罐、刮痧等技术方法作用于人体表面的腧穴时，可通过激发经气，调整经络脏腑气血来起到防病治病的作用，因此，针刺、艾灸等技术的疗效基础也是经络学说。了解经络与腧穴的分布及主治作用规律，可为广大民众提供一种简、便、廉、验的防病治病方法。

《手到病能除（一） 人体经络穴位快速取穴养生图解》一书作为养生保健、延年益寿、防病治病的通俗读物，也可作为广大医疗工作者的参考读物。全书共分为五部分，第一部分为穴位定位的几种常见方法，通俗地讲解了临床中精确找到穴位的方法、原则等，是寻找穴位必须掌握的基本知识，包括体表标志法、骨度分寸法、手指同身寸法、简便取穴法。第二部分为穴位配伍，主要为穴位临床应用中常用的选穴方法与配伍方法。熟知选穴方法，可灵活应用经络腧穴来达到防病治病的目的，也可进一步通过腧穴的配伍来提高临床防治疾病的疗效。选穴原则包括近部选穴、远部选穴、辨证选穴、对症选穴。配穴方法主要有按部配穴、按经配穴，另外还编写了特定穴的配伍方式，包括原络配穴、俞募配穴、

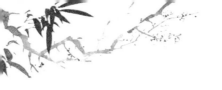

俞原配穴、合募配穴、郄会配穴、八脉交会配穴。第三部分为十四经穴，主要内容为十二正经及任、督二脉的循行路线和常用腧穴的定位方法，为了体现快速准确的取穴方法，在每个穴位下方配了相应的取穴图片，并根据标准穴位定位来分解穴位的取穴方法，做到分步取穴，解决了读者取穴难、取穴不准的难题。另外，为了符合移动互联网时代的特点，读者用手机扫一扫书中二维码进入视频专辑页面，即可观看真人的取穴视频，使取穴步骤更加直观。第四部分为经外奇穴，介绍了常用十四经外奇穴的快速定位。第五部分为常见病症快速配伍选穴表，为广大读者提供参考依据。本书内容深入浅出，图文并茂，适用性及可操作性强，适合读者自学、自用、自己解决日常遇到的健康及养生保健问题。

本书在编写过程中，经过多次交叉审稿、校稿，虽经过认真严谨的审定，仍有诸多不尽如人意之处，衷心希望读者不吝指正，以便再版时改正。

.

编者

2017 年 8 月

目 录

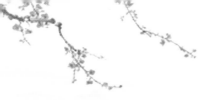

Part I 穴位定位

腧穴定位法，又称取穴法，是指确定腧穴位置的基本方法。确定腧穴位置，要以体表标志为主要依据，在距离标志较远的部位，则于两标志之间折合一定的比例寸，即"骨度分寸"，用此"寸"表示上下左右的距离；取穴时，用手指比量这种距离，则有"手指同身寸"的应用。以下就按体表标志、骨度分寸、手指同身寸和简便取穴四法进行介绍。

一、体表标志定位法

体表标志定位法，是以人体的各种体表标志为依据来确定穴位位置的方法，又称自然标志定位法。体表标志，主要指分布于全身体表的骨性标志和肌性标志，可分为固定标志和活动标志两类。

（一）固定标志

固定标志定位，是指利用五官、毛发、爪甲、乳头、脐窝和骨节凸起、凹陷及肌肉隆起等固定标志来取穴的方法。比较明显的标志，如鼻尖取素髎，两眉中间取印堂，两乳中间取膻中，脐旁二寸取天枢，腓骨小头前下缘取阳陵泉，俯首显示最高的第7颈椎棘突下取大椎等。

（二）活动标志

活动标志定位，是指利用关节、肌肉、皮肤随活动而出现的孔隙、凹陷、皱纹等活动标志来取穴的方法。如耳门、听宫、听会等应张口取；下关应闭口取。人体体表标志，尤其是固定标志的位置恒定不变，用这些标志定穴是准确性最高的取穴法，故此法是确定腧穴位置的主要依据。但由于全身腧穴中分布于体表标志处的仅限于部分穴位，所以此法也有一定的局限性。

二、骨度分寸定位法

骨度分寸定位法，古称"骨度法"，即以骨节为主要标志测量周身各部的大小、长短，并依其尺寸按比例折算作为定穴的标准。杨上善说："以此为定分，立经脉，并取空穴。"分部折寸以患者本人的身材为依据。此法的记载，最早见于

《灵枢·骨度》，其所测量的人体高度为七尺五寸，其横度（两臂外展，两手平伸，以中指端为准）也是七尺五寸。取用时，将设定的骨节两端之间的长度折成为一定的等份，每一等份为一寸。不论男女老幼，肥瘦高矮，一概以此标准折量作为量取腧穴的依据。现将全身各部骨度折量寸列表、图示如下（图1-1，表1-1）。

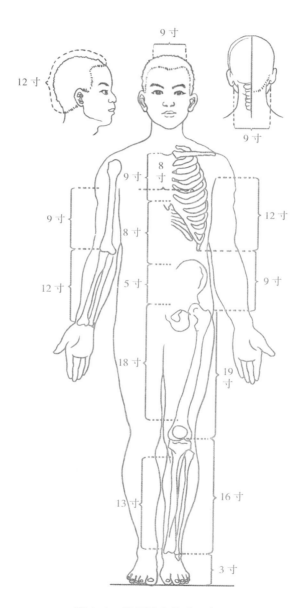

图1-1　常用骨度分寸示意图

表 1-1 常用骨度分寸表

部位	起止点	折量寸	度量法	说 明
头部	前发际至后发际	12寸	直寸	如前发际不明，从眉心至大椎穴作18寸，眉心至前发际3寸，大椎穴至后发际3寸
	前额两发角之间	9寸	横寸	用于量头部的横寸
	耳后两完骨（乳突）之间	9寸	横寸	
胸腹部	天突至歧骨（胸剑联合中点）	9寸	直寸	胸部与胁肋部取穴直寸，一般根据肋骨计算，每一肋骨折作1.6寸（天突穴至璇玑穴可作1寸，璇玑穴至中庭穴，各穴间可作1.6寸计算）
	歧骨至脐中	8寸	直寸	
	脐中至横骨上廉（耻骨联合上缘）	5寸	直寸	
	两乳头之间	8寸	横寸	胸腹部取穴横寸，可根据两乳头间的距离折量，女性可用锁骨中线代替
背腰部	大椎以下至尾骶	21椎	直寸	背腰部腧穴以脊椎棘突作为定位标志。一般为两肩胛骨下角连线平第7胸椎棘突；两髂嵴连线平第4腰椎棘突
	两肩胛骨脊柱缘之间	6寸	横寸	
身侧部	腋以下至季胁	12寸	直寸	此处季胁指第11肋端下方
	季胁以下至髀枢	9寸	直寸	髀枢指股骨大转子高点
上肢部	腋前纹头（腋前皱襞）至肘横纹	9寸	直寸	用于手三阴、手三阳经的骨度分寸
	肘横纹至腕横纹	12寸	直寸	
下肢部	横骨上廉至内辅骨上廉	18寸	直寸	内辅骨上廉指股骨内侧髁上缘 内辅骨下廉指胫骨内侧髁下缘 内踝尖指内踝向内的凸起处 臀横纹至膝中，可作14寸折量 膝中的水平线，前平膝盖下缘，后平腘横纹，屈膝时可平犊鼻穴
	内辅骨下廉至内踝尖	13寸	直寸	
	髀枢至膝中	19寸	直寸	
	膝中至外踝尖	16寸	直寸	
	外踝尖至足底	3寸	直寸	

三、手指同身寸定位法

手指同身寸定位法，是指以患者本人的手指为尺寸折量标准来量取穴位的定位方法，又称"手指比量法"和"指寸法"。此法常用的有中指同身寸、拇指同身寸和横指同身寸 3 种。

（一）中指同身寸

中指同身寸是以患者中指屈曲时中节桡侧两端纹头之间的距离为 1 寸（图 1-2）。这种"同身寸"法与骨度分寸相比略为偏长，临床应用时应予注意。

（二）拇指同身寸

拇指同身寸是以患者拇指指间关节之宽度为 1 寸（图 1-3）。与中指同身寸比较，拇指同身寸标志清晰，应用方便，故是指寸法中较为常用的一种。

（三）横指同身寸

横指同身寸是当患者第 2~5 指并拢时中指近侧指间关节横纹水平的 4 指宽度为 3 寸（图 1-4）。四横指为一夫，合三寸，故此法又称"一夫法"。横指同身寸也是指寸法中较为常用的一种。

手指同身寸定位法只能在骨度法的基础上应用，不能以指寸悉量全身各部，否则长短失度。体表标志和骨度分寸是确定腧穴位置的基本方法，手指比量，只能说是应用上法时的一种配合手法。

四、简便取穴法

简便取穴法是一种简便易行的腧穴定位方法。常用的简便取穴方法有：两手伸开，于虎口交叉，当食指端处取列缺；半握拳，当中指端所指处取劳宫；两手自然下垂，于中指端处取风市；垂肩屈肘于平肘尖处取章门；两耳角直上连线中点取百会等。简便取穴法通常仅作为取穴法的参考，临床应用时尽量以体表标志和骨度法为准。

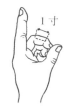

图 1-2　中指同身寸

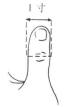

图 1-3　拇指同身寸

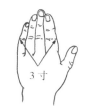

图 1-4　横指同身寸

Part II 穴位配伍

一、选穴原则

（一）近部选穴

近部选穴是在病变局部或邻近的范围内选取相关穴位的方法，是根据腧穴所普遍共有的近治作用特点而选穴，是"腧穴所在，主治所在"治疗规律的体现。

（二）远部选穴

远部选穴是在病变部位所属和相关的经络上，距病位较远的部位选取穴位的方法，是"经脉所过，主治所及"治疗规律的体现。

（三）辨证选穴

辨证选穴是根据疾病的证候特点，分析病因病机而辨证选取穴位的方法。

（四）对症选穴

对症选穴是根据疾病的特殊症状而选取穴位的原则，是腧穴特殊治疗作用及临床经验在针灸处方中的具体运用。

二、配穴方法

（一）按部配穴

按部配穴是结合身体上腧穴分布的部位进行穴位配伍的方法，主要包括上下配穴法、前后配穴法、左右配穴法。

1. 上下配穴法　指将腰部以上或上肢腧穴和腰部以下或下肢腧穴配合应用的方法，在临床上应用较为广泛。

2. 前后配穴法　指将人体前部和后部的腧穴配合应用的方法，主要指将胸腹部和背腰部的腧穴配合应用，在《内经》中称"偶刺"。

3. 左右配穴法　指将人体左侧和右侧的腧穴配合应用的方法，本方法是基于人体十二经脉左右对称分布和部分经脉左右交叉的特点。

（二）按经配穴

按经配穴是以经脉或经脉相互联系而进行穴位配伍的方法，主要包括本经配穴法、表里经配穴法、同名经配穴法。

1. 本经配穴法　当某一脏腑、经脉发生病变时，即选该脏腑、经脉的腧穴配成处方。

2. 表里经配穴法　是以脏腑、经脉的阴阳表里配合关系为依据的配穴方法。

3. 同名经配穴法　是将手足同名经的腧穴相互配合的方法，是基于同名经"同气相通"的理论。

三、特定穴配伍方式

（一）原络配穴

临床上常把先病经脉的原穴和后病的相表里的经脉络穴相配合，称为原络配穴法或主客原络配穴法，是表里经配穴法的典型实例。

（二）俞募配穴

临床上常常把病变脏腑的俞穴、募穴配合运用，以发挥其协同作用，称为俞募配穴法，是前后配穴法典型的实例。

（三）俞原配穴

俞原配穴之俞，即"背俞穴"；原，即"原穴"，又称"十二原"。俞原相配是将本经脏腑所属原穴与其背俞穴相配，取其原穴与背俞穴在主治性能上的共性，以相互协同增强疗效的一种配穴法。虽两者皆可治疗脏病，但就其主治性能而言，原穴擅扶正祛邪，以调脏器之实质；俞穴偏调和阴阳，以调脏器之功能。两者相配功效显著，对各脏腑之虚实、邪气之盛衰皆有调节作用。

（四）合募配穴

合募配穴主要是指将六腑的下合穴与本经的募穴相配。因其特点皆为治疗腑病，所以合募配穴是取两者在主治上的共性，相互协调，增强疗效，以治疗六腑病证为主的一种配穴方法。下合穴在主治上偏于内腑，重在通降；募穴在主治上亦偏重内腑或阳经的病邪。因此将合募相配，更适于治疗腑病、实证、热证。下合穴位于下肢，其位在下，与脏腑有纵向联系；募穴位于胸腹部，其位在上，与脏腑有横向联系，二者相配属上下近远配穴。一升一降，升降相合，纵横协调，气机通畅，阴阳相续而腑病可除。

（五）郄会配穴

郄穴与八会穴相互配合应用于临床的方法，称为郄会配穴法。两者在治疗上都有各自的适应证，能治疗相应的疾病。郄穴多用于治疗急性病，而八会穴多应用于治疗气、血、脏、腑、筋、骨、髓、脉等相关疾病，调理脏腑功能。中医理论中讲究"急则治其标，缓则治其本"的原则，应用郄会配穴可达到标本兼治的作用，以求疗效的显著。郄会配穴在治疗中以治疗急证、痛证和血证为主。

（六）八脉交会配穴

八脉交会配穴，临床上常采用上下相应的配穴法，如公孙配内关治疗胃、心、胸部病症和疟疾，后溪配申脉治内眼角、耳、项、肩胛部位病症及发热恶寒等表证，外关配足临泣治外眼角、耳、颊、颈、肩部病症及寒热往来证，列缺配照海治咽喉、胸膈、肺系病症和阴虚内热等。

Part Ⅲ 十四经穴位表解

一、手太阴肺经

（一）穴位表解（表 3–1）

表 3–1 手太阴肺经腧穴定位主治表

穴　名	国标代号	定　位	主　治
中府*	LU1	在胸前壁的外上方，云门下 1 寸，平第 1 肋间隙，距前正中线 6 寸	①咳嗽，气喘，胸满痛等肺部病症 ②肩背痛
云门	LU2	在胸前壁的外上方，肩胛骨喙突上方，锁骨下窝凹陷处，距前正中线 6 寸	①咳嗽，气喘，胸痛 ②肩背痛
天府	LU3	在臂内侧面，肱二头肌桡侧缘，腋前纹头下 3 寸处	①咳嗽，气喘，鼻衄 ②瘿气 ③上臂痛
侠白	LU4	在臂内侧面，肱二头肌桡侧缘，腋前纹头下 4 寸，或肘横纹上 5 寸处	①咳嗽，气喘 ②干呕 ③上臂痛
尺泽*	LU5	在肘横纹中，肱二头肌腱桡侧凹陷处	①肺疾 ②肘臂挛痛 ③急性吐泻，中暑，小儿惊风
孔最*	LU6	在前臂掌面桡侧，当尺泽与太渊连线上，腕横纹上 7 寸	①咳血，咳嗽，气喘，咽喉肿痛等肺系病症 ②肘臂挛痛
列缺*	LU7	在前臂桡侧缘，桡骨茎突上方，腕横纹上 1.5 寸，当肱桡肌与拇长展肌腱之间	①肺系病症 ②头项部疾患
经渠	LU8	在前臂掌面桡侧，桡骨茎突与桡动脉之间凹陷处，腕横纹上 1 寸	①咳嗽，气喘，胸痛，咽喉肿痛 ②手腕痛

续表

穴　名	国标代号	定　位	主　治
太渊*	LU9	在腕掌侧横纹桡侧，桡动脉搏动处	①咳嗽，气喘 ②无脉症 ③腕臂痛
鱼际*	LU10	在手拇指本节（第1掌指关节）后凹陷处，约当第1掌骨中点桡侧，赤白肉际处	①咳嗽，咳血 ②咽干，咽喉肿痛，失音 ③小儿疳积
少商*	LU11	在手拇指末节桡侧，距指甲角0.1寸（指寸）	①咽喉肿痛，鼻衄 ②高热，昏迷，癫狂

肺经经穴主治病症：咳嗽、气喘、少气不足以息、咳血、伤风、胸部胀满、咽喉肿痛、缺盆部和手臂内侧前缘痛、肩背部寒冷、疼痛等症。

（二）常用穴位快速定位

1. 中府

穴位名解：中，指中气，即天地之气；又指中焦、胸中与中间。府，指府库。中府，意为天地之气在胸中储积之处。

标准定位：在胸前壁的外上方，云门下1寸，平第1肋间隙，距前正中线6寸。

穴位配伍：中府配肺俞治咳嗽。

快速取法：

第一步：两手叉腰立正，找到锁骨和锁骨下窝（图3-1）。

第二步：找到锁骨下窝中央的云门穴（图3-2）。

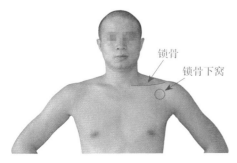

图 3-1

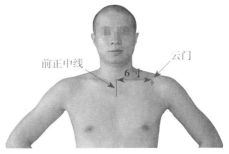

图 3-2

手太阴肺经循行图

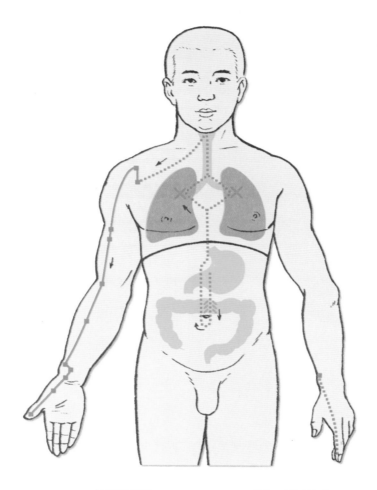

——— 体表循行线 ✕ 所属脏腑

········ 体内循行线及支脉 ⚡ 所络脏腑

手太阴肺经穴位图

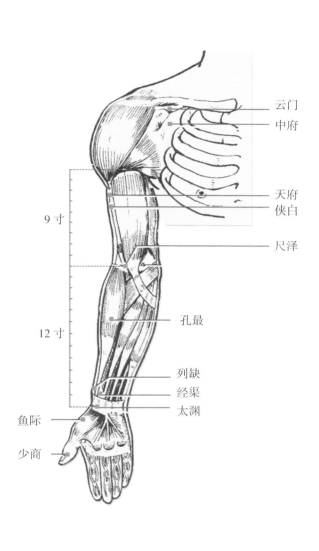

云门
中府

天府
侠白

尺泽

9寸

孔最

12寸

列缺
经渠
太渊

鱼际

少商

第三步：找到云门穴直下 1 寸即是中府穴（图 3-3）。

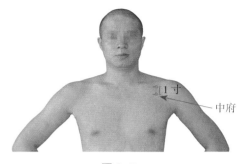

图 3-3

2. 尺泽

穴位名解：尺指前臂；泽为水聚之处。言其居于尺部形如沼泽之处。

标准定位：在肘横纹中，肱二头肌腱桡侧凹陷处。

穴位配伍：尺泽配列缺治咳嗽、气喘。

快速取法：

第一步：屈肘 90°，显露肘横纹（图 3-4）。

第二步：找到肱二头肌腱的桡侧（外侧）即是本穴（图 3-5）。

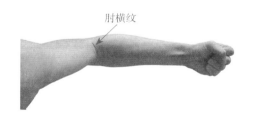

图 3-4

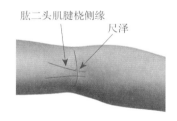

图 3-5

3. 孔最

穴位名解：孔，通也，甚也，又间隙也。最，甚也，聚也。其所治症多为身热痛，汗不出，头痛，吐血，失音，咽痛，均属有关于窍，而有取于通者，二字连用，即通窍之极也，故名"孔最"。

标准定位：尺泽穴与太渊穴连线上，腕横纹上 7 寸处。

穴位配伍：孔最配鱼际、肺俞治咳血。

快速取法：

第一步：找到尺泽与太渊（图 3-6）。

第二步：通过骨度分寸法，找到孔最穴（图 3-7）。

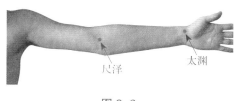

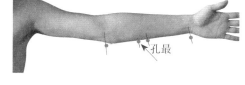

图 3-6

图 3-7

4. 列缺

穴位名解： 古称雷电之神为列缺。雷电在大气中有通上彻下之能。人或巅顶有阴沉郁痛之疾，则头重目眩。刺本穴可使人清爽，犹霹雳行空阴霾消散，而天朗气清矣。故喻本穴为雷电之神，而名以"列缺"。

标准定位： 桡骨茎突上方，腕横纹上 1.5 寸。

穴位配伍： 列缺配照海治咽喉肿痛。

快速取法：

第一步：找到桡骨茎突（图 3-8）。

第二步：桡骨茎突上 1.5 寸为列缺穴（图 3-9）。

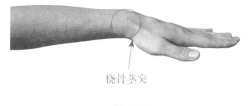

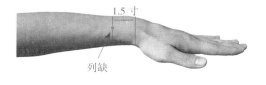

图 3-8

图 3-9

5. 太渊

穴位名解： 本穴为脉之大会，通达十二经络，犹水流之交汇也，故名"太渊"。太，大也；渊，深也，会经渠之总汇而得名也。

标准定位： 掌后腕横纹桡侧端，桡动脉的桡侧凹陷中。

穴位配伍： 太渊配鱼际治咽干喉痛。

快速取法：

第一步：找到桡骨茎突、手舟骨和拇长展肌腱（图 3-10）。

第二步：桡骨茎突和手舟骨之间凹陷，拇长展肌腱尺侧凹陷中为太渊（图 3-11）。

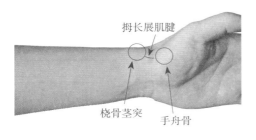

图 3-10

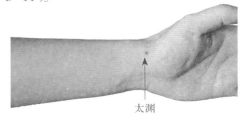

图 3-11

6. 鱼际

穴位名解：穴在手拇指本节后，掌内侧丰肉际，形如鱼腹，古称此处为鱼。

标准定位：第 1 掌骨中点，赤白肉际处。

穴位配伍：鱼际配太渊治咽干喉痛。

快速取法：

第一步：找到第 1 掌骨桡侧赤白肉际（图 3-12）。

第二步：第 1 掌骨桡侧中点为鱼际穴（图 3-13）。

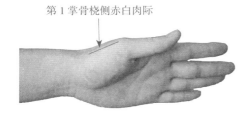

图 3-12

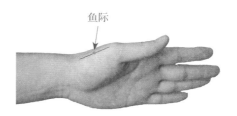

图 3-13

7. 少商

穴位名解：肺属金。金，在音为商，于时为秋。本穴为手太阴之末，交传手阳明之初，出阴经而入阳经。功能通瘀解热，以其具金气肃清之力也。因名之以"商"，"商"即五音之商音。商之气令虽属肃杀，但其初令，尚含生意，故为"少商"。

标准定位：拇指桡侧指甲角旁约 0.1 寸。

穴位配伍：少商配商阳治咽喉肿痛。

快速取法：

第一步：平指甲外侧缘和近侧缘作垂线（图3-14）。

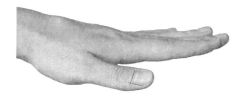

图 3-14

第二步：两线交点为少商穴（图3-15）。

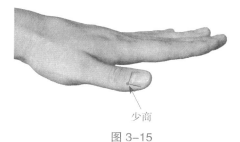

少商

图 3-15

二、手阳明大肠经

（一）穴位表解（表 3-2）

表 3-2　手阳明大肠经腧穴定位主治表

穴　名	国标代号	定　位	主　治
商阳*	LI1	在手食指末节桡侧，距指甲角 0.1 寸（指寸）	①齿痛，咽喉肿痛 ②热证、急症
二间	LI2	微握拳，在手食指本节（第 2 掌指关节）前，桡侧凹陷中	①鼻衄，齿痛 ②热病
三间*	LI3	微握拳，在手食指本节（第 2 掌指关节）后，桡侧凹陷中	①齿痛，咽喉肿痛 ②腹胀，腹痛，肠鸣，泄泻
合谷*	LI4	在手背，第 1、第 2 掌骨间，当第 2 掌骨桡侧的中点处	①头面五官疾患 ②外感病证 ③经闭，滞产
阳溪*	LI5	在腕背横纹桡侧，手拇指向上翘起时，当拇短伸肌腱与拇长伸肌腱之间的凹陷中	①手腕痛 ②头痛，目赤，耳聋，齿痛
偏历*	LI6	屈肘，在前臂背面桡侧，当阳溪与曲池连线上，腕横纹上 3 寸	①耳鸣、鼻衄、喉痛 ②手臂酸痛 ③腹部胀满 ④水肿
温溜	LI7	屈肘，在前臂背面桡侧，当阳溪与曲池连线上，腕横纹上 5 寸	①肠鸣腹痛 ②疔疮 ③头痛，面肿，咽喉肿痛 ④肩背酸痛
下廉	LI8	在前臂背面桡侧，当阳溪与曲池连线上，肘横纹下 4 寸	①肘臂痛 ②头痛，眩晕，目痛 ③腹胀，腹痛
上廉	LI9	在前臂背面桡侧，当阳溪与曲池连线上，肘横纹下 3 寸	①肩臂酸痛，半身不遂，手臂麻木 ②头痛 ③肠鸣腹痛
手三里*	LI10	在前臂背面桡侧，当阳溪与曲池连线上，肘横纹下 2 寸	①手臂无力、上肢不遂 ②腹痛，腹泻 ③齿痛、颊肿

续表

穴　名	国标代号	定　位	主　治
曲池*	LI11	屈肘成直角，在肘横纹外侧端与肱骨外上髁连线中点	①手臂痹痛、上肢不遂 ②热病 ③高血压 ④癫狂 ⑤腹痛吐泻 ⑥咽喉肿痛、齿痛、目赤痛 ⑦瘾疹、湿疹、瘰疬
肘髎	LI12	在臂外侧，屈肘，曲池上方1寸，当肱骨边缘处	肘臂部酸痛，麻木，挛急
手五里	LI13	在臂外侧，当曲池与肩髃连线上，曲池上3寸处	①肘臂挛痛 ②瘰疬
臂臑*	LI14	在臂外侧，三角肌止点处，当曲池与肩髃连线上，曲池上7寸	①肩臂疼痛、上肢不遂、颈项拘挛 ②瘰疬 ③目疾
肩髃*	LI15	在肩峰端下缘，肩峰与肱骨大结节之间，三角肌上部中央。上臂外展，或向前平伸时，肩部出现两个凹陷，当肩峰前下方凹陷处	①肩臂挛痛、上肢不遂 ②瘾疹
巨骨	LI16	在肩上部，当锁骨肩峰端与肩胛冈之间凹陷处	①肩臂挛痛不遂 ②瘰疬，瘿气
天鼎	LI17	在颈外侧部，胸锁乳突肌后缘，当结喉旁，扶突与缺盆连线中点	①暴喑气梗，咽喉肿痛 ②瘰疬，瘿气
扶突*	LI18	在颈外侧部，喉结旁，当胸锁乳突肌的前、后缘之间	①咽喉肿痛、暴喑 ②瘰疬，瘿气 ③咳嗽，气喘
口禾髎	LI19	在上唇部，鼻孔外缘直下，平水沟穴	鼻塞，衄血，口㖞，口噤
迎香*	LI20	在鼻翼外缘中点旁开约0.5寸，当鼻唇沟中	①鼻塞，衄血，口㖞，面痒 ②胆道蛔虫症

大肠经经穴主治病症：头面五官疾患、热病、皮肤病、肠胃病、神志病等及经脉循行部位的其他病症。

手阳明大肠经循行图

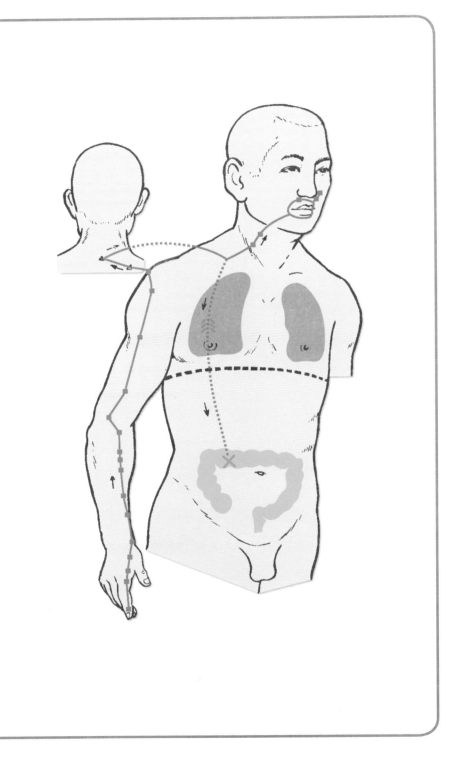

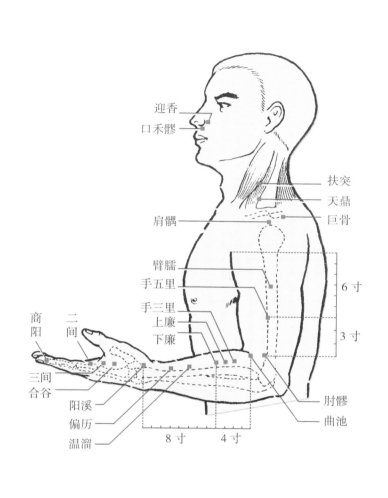

手阳明大肠经穴位图

迎香
口禾髎

扶突
天鼎
巨骨
肩髃

臂臑
手五里
手三里
上廉
下廉

6寸
3寸

商阳
二间
三间
合谷
阳溪
偏历
温溜

肘髎
曲池

8寸　4寸

（二）常用穴位快速定位

1. 商阳

穴位名解： 本穴为手阳明之始，承肺金清肃之气，递接而来。借少商商金之气，由阴侧转入阳侧，故名"商阳"。

标准定位： 食指桡侧指甲角旁约 0.1 寸。

穴位配伍： 商阳配合谷治中风昏迷。

快速取法：

第一步：沿食指指甲外侧缘和近侧缘做垂线（图 3-16）。

第二步：两线交点处即是本穴（图 3-17）。

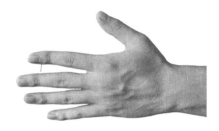

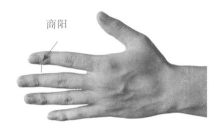

商阳

图 3-16

图 3-17

2. 三间

穴位名解： 本穴又称"小谷"。穴在食指内侧，爪后第三节后，故名"三间"。

标准定位： 握拳，当食指桡侧掌指关节前凹陷中。

穴位配伍： 三间配外关治三叉神经痛。

快速取法：

第一步：找到第 2 掌指关节（图 3-18）。

第二步：掌指关节近端凹陷取穴（图 3-19）。

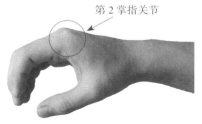

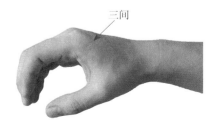

第 2 掌指关节

三间

图 3-18

图 3-19

3. 合谷

穴位名解： 合，会聚也，交与也。《内经》谓："肉之大会为谷。"本穴在拇指食指歧骨间，大凹隙中，故喻之为"谷"。更有小谷、间谷来与交会。故名"合谷"。

标准定位： 手背第1、第2掌骨之间，约平第2掌骨中点处。

穴位配伍： 合谷配少商治扁桃体炎、咽炎。

快速取法：

第一步：找到第2掌骨（图3-20）。

第二步：第2掌骨中点桡侧取穴（图3-21）。

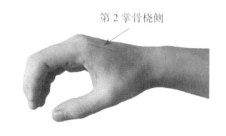

图 3-20

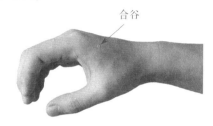

图 3-21

简便取穴：

第一步：找到拇指指间关节横纹和第1~2指蹼缘（图3-22）。

第二步：将拇指指间关节横纹放在第1~2指蹼缘上（图3-23）。

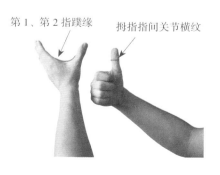

图 3-22

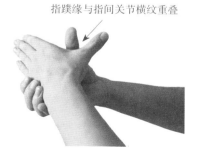

图 3-23

第三步：拇指尖下取穴（图 3-24）。

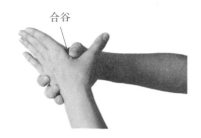

合谷

图 3-24

4. 阳溪

穴位名解：《内经》云："肉之小会为溪。"凡经气行至凹隙处，多取名溪、谷、渊、池、泉、海。此穴当腕骨阳侧内耸凹隙之中，故名"阳溪"。

标准定位：腕背横纹桡侧端，拇短伸肌腱与拇长伸肌腱之间的凹陷中。

穴位配伍：阳溪配列缺、太冲治神经性头痛。

快速取法：

第一步：找到拇长伸肌腱和拇短伸 肌腱（图 3-25）。

第二步：两肌腱凹陷中取穴（图 3-26）。

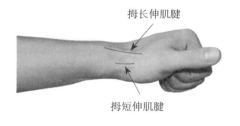

拇长伸肌腱

拇短伸肌腱

图 3-25

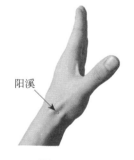

阳溪

图 3-26

5. 偏历

穴位名解：历，传也，又经过也。穴在桡骨阳侧，近腕偏棱处。经气由此通行，故名"偏历"。

标准定位：在阳溪穴与曲池穴连线上，阳溪穴上 3 寸处。

穴位配伍：偏历配合谷治牙痛。

快速取法：

第一步：阳溪与曲池作连线（图 3-27）。

第二步：连线上阳溪上 3 寸取穴（图 3-28）。

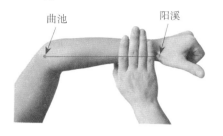

图 3-27

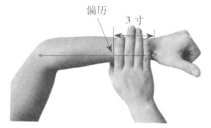

图 3-28

6. 手三里

穴位名解： 三里之穴，能治上中下三部之病，故名"三里"。以其功用而得名也，本穴在臂，故名"手三里"。

标准定位： 在阳溪穴与曲池穴连线上，曲池穴下 2 寸处。

穴位配伍： 手三里配合谷治上肢不遂。

快速取法：

第一步：阳溪与曲池作连线（图 3-29）。

第二步：连线上曲池下 2 寸取穴（图 3-30）。

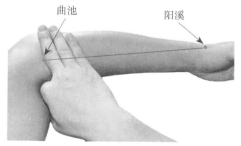

图 3-29

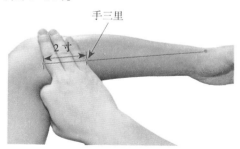

图 3-30

7. 曲池

穴位名解： 穴在肘横纹外侧端，肘骨曲角内缘陷中，故名"曲池"。

标准定位： 屈肘，成直角，当肘横纹外端。

穴位配伍： 曲池配尺泽治风热感冒咳嗽。

快速取法：

第一步：找到肱骨外上髁和尺泽穴（图 3-31）。

第二步：两点作连线，中点取穴（图 3-32）。

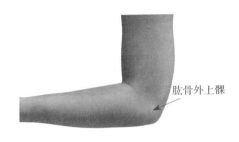

图 3-31

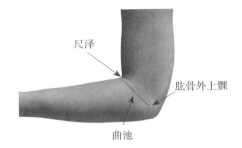

图 3-32

8. 臂臑

穴位名解： 凡肉不着骨之处，可由肉下通透者，曰臑。本穴在上膊肉不着骨之处（由肘尖上量 7 寸），故名"臂臑"。

标准定位： 在曲池穴与肩髃穴连线上，在曲池穴上 7 寸处，当三角肌下端。

穴位配伍： 臂臑配强间治项强。

快速取法：

第一步：找到曲池穴（图 3-33）。

第二步：曲池穴作垂线，曲池穴上 7 寸与三角肌前缘交点取穴（图 3-34）。

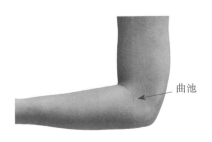

图 3-33

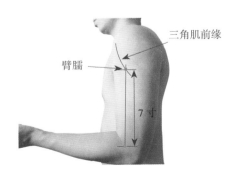

图 3-34

9. 肩髃

穴位名解：髃，骨间陷隙也。又同"髃"，肩头也。穴在肩端，举臂两骨间陷者中，故名"肩髃"。

标准定位：肩峰端下缘，当肩峰与肱骨大结节之间，三角肌上部中央。肩平举时，肩部出现两个凹陷，穴在前方的凹陷中。

穴位配伍：肩髃配条口透承山治肩周炎。

快速取法：

第一步：找到肩峰外侧缘与肱骨大结节（图3-35）。

第二步：两者凹陷中取穴（图3-36）。

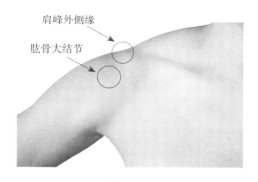

图3-35

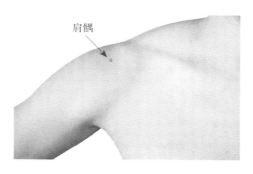

图3-36

10. 扶突

穴位名解：突，泉名，又跳也，冲也。本穴抚之突突应手，有如水泉涌突之状，因名"扶突"。

标准定位：喉结旁开3寸，当胸锁乳突肌的胸骨头与锁骨头之间。

穴位配伍：扶突配合谷治失音。

快速取法：

第一步：喉结与胸锁乳突肌画线（图 3-37）。

第二步：胸锁乳突肌前后缘之间取穴（图 3-38）。

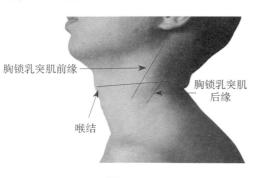

图 3-37

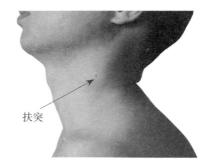

图 3-38

11. 迎香

穴位名解：本穴接近于鼻，当嗅觉之冲。人喜香恶臭，故名"迎香"。

标准定位：鼻翼外缘中点，旁开 0.5 寸，当鼻唇沟中。

穴位配伍：迎香透四白治胆道蛔虫症。

快速取法：

第一步：找到鼻翼外缘和鼻唇沟（图 3-39）。

第二步：鼻翼外缘中点取穴（图 3-40）。

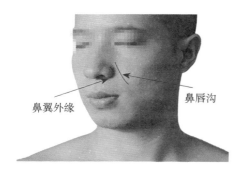

图 3-39

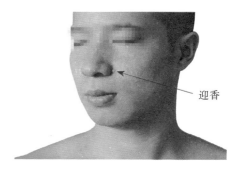

图 3-40

三、足阳明胃经

（一）穴位表解（表 3-3）

表 3-3 足阳明胃经腧穴定位主治表

穴 名	国标代号	定 位	主 治
承泣*	ST1	目正视，瞳孔直下，当眼球与眶下缘之间	①目疾 ②口眼㖞斜，面肌痉挛
四白*	ST2	目正视，瞳孔直下，当眶下孔凹陷处	①目疾 ②口眼㖞斜，三叉神经痛，面肌痉挛 ③头痛，眩晕
巨髎	ST3	目正视，瞳孔直下，平鼻翼下缘处，当鼻唇沟外侧	①口角㖞斜 ②鼻衄，齿痛，唇颊肿
地仓*	ST4	在面部，口角外侧，上直对瞳孔	①口角㖞斜，流涎 ②三叉神经痛
大迎	ST5	在下颌角前方，咬肌附着部的前缘，当面动脉搏动处	口角㖞斜，颊肿，齿痛
颊车*	ST6	在面颊部，下颌角前上方约一横指（中指），当咀嚼时咬肌隆起，按之凹陷处	①齿痛，牙关不利，颊肿 ②口角㖞斜
下关*	ST7	在耳屏前，当颧弓与下颌切迹所形成的凹陷中	①牙关不利，三叉神经痛，齿痛 ②口眼㖞斜 ③耳聋，耳鸣，聤耳
头维*	ST8	在头侧部，当额角发际上 0.5 寸，头正中线旁 4.5 寸	①头痛 ②目眩，目痛
人迎	ST9	在颈部，结喉旁，当胸锁乳突肌的前缘，颈总动脉搏动处	①瘿气，咽喉肿痛，瘰疬 ②高血压 ③气喘

续表1

穴 名	国标代号	定 位	主 治
水突	ST10	在颈部，胸锁乳突肌的前缘，当人迎与气舍连线的中点	①咽喉肿痛 ②咳嗽，气喘
气舍	ST11	在颈部，当锁骨内侧端的上缘，胸锁乳突肌的胸骨头与锁骨头之间	①咽喉肿痛，瘿瘤，瘰疬 ②气喘，呃逆 ③颈项强直
缺盆	ST12	在锁骨上窝中央，距前正中线旁开4寸	①咳嗽，气喘 ②咽喉肿痛，缺盆中痛，瘰疬
气户	ST13	在胸部，当锁骨中点下缘，距前正中线旁开4寸	①咳嗽，气喘，呃逆 ②胸胁满痛
库房	ST14	在胸部，当第1肋间隙，距前正中线旁开4寸	①咳嗽，气喘，咳唾脓血 ②胸胁胀痛
屋翳	ST15	在胸部，当第2肋间隙，距前正中线旁开4寸	①咳嗽，气喘，咳唾脓血 ②胸胁胀痛 ③乳痈
膺窗	ST16	在胸部，当第3肋间隙，距前正中线旁开4寸	①咳嗽，气喘 ②胸胁胀痛 ③乳痈
乳中	ST17	在胸部，当第4肋间隙，乳头中央	本穴不针不灸，只作胸腹部腧穴的定位标志
乳根	ST18	在胸部，当乳头直下，当第5肋间隙，距前正中线旁开4寸	①乳痈，乳汁少 ②咳嗽，气喘，呃逆 ③胸痛
不容	ST19	在上腹部，当脐中上6寸，距前正中线旁开2寸	呕吐，胃痛，纳少，腹胀等胃疾

续表 2

穴 名	国标代号	定 位	主 治
承满	ST20	在上腹部，当脐中上 5 寸，距前正中线旁开 2 寸	胃痛，吐血，纳少等胃疾
梁门 *	ST21	在上腹部，当脐中上 4 寸，距前正中线旁开 2 寸	纳少，胃痛，呕吐等胃疾
关门	ST22	在上腹部，当脐中上 3 寸，距前正中线旁开 2 寸	腹胀，腹痛，肠鸣腹泻等胃肠疾患
太乙	ST23	在上腹部，当脐中上 2 寸，距前正中线旁开 2 寸	①胃病 ②心烦，癫狂
滑肉门	ST24	在上腹部，当脐中上 1 寸，距前正中线旁开 2 寸	①胃痛，呕吐 ②癫狂
天枢 *	ST25	脐中旁开 2 寸	①腹痛，腹胀，便秘，腹泻，痢疾等胃肠病 ②月经不调，痛经
外陵	ST26	在下腹部，当脐中下 1 寸，距前正中线 2 寸	①腹痛，疝气 ②痛经
大巨	ST27	在下腹部，当脐中下 2 寸，距前正中线旁开 2 寸	①小腹胀满，小便不利，疝气 ②遗精，早泄
水道	ST28	在下腹部，当脐中下 3 寸，距前正中线旁开 2 寸	①小腹胀满，小便不利，疝气 ②痛经，不孕
归来 *	ST29	在下腹部，当脐中下 4 寸，距前正中线旁开 2 寸	①小腹痛，疝气 ②月经不调，带下，阴挺
气冲	ST30	在下腹部，当脐中下 5 寸，距前正中线旁开 2 寸	外阴肿痛，月经不调

续表 3

穴　名	国标代号	定　位	主　治
髀关	ST31	在大腿前面，当髂前上棘与髌底外侧端的连线上，屈髋时平会阴，居缝匠肌外侧凹陷处	下肢痿痹，腰痛膝冷
伏兔*	ST32	在大腿前面，当髂前上棘与髌底外侧端的连线上，髌底外上缘上 6 寸	①下肢痿痹，腰痛膝冷②疝气，脚气
阴市	ST33	在大腿前面，当髂前上棘与髌底外侧端的连线上，髌底外上缘上 3 寸	①下肢痿痹，膝关节屈伸不利②疝气
梁丘*	ST34	屈膝，在大腿前面，当髂前上棘与髌底外侧端的连线上，髌底外上缘上 2 寸	①膝肿痛，下肢不遂②急性胃痛，乳痈，乳痛
犊鼻	ST35	屈膝，在膝部髌韧带外侧凹陷中	膝痛，屈伸不利，下肢麻痹
足三里*	ST36	在小腿前外侧，当犊鼻下 3 寸，距胫骨前缘外开一横指（中指）	①胃痛，呕吐，噎膈，腹胀，腹泻，痢疾，便秘等胃肠诸疾②下肢痿痹③心悸，高血压，癫狂④乳痈⑤虚劳诸症
上巨虚*	ST37	在小腿前外侧，当犊鼻下 6 寸，距胫骨前缘一横指（中指）	①肠鸣，腹痛，腹泻，便秘，肠痈等肠胃疾患②下肢痿痹
条口	ST38	在小腿前外侧，当犊鼻下 8 寸，距胫骨前缘外开一横指（中指）	①下肢痿痹，转筋②肩臂痛③脘腹疼痛

续表 4

穴　名	国标代号	定　位	主　治
下巨虚*	ST39	在小腿前外侧，当犊鼻下 9 寸，距胫骨前缘外开一横指（中指）	①腹泻，痢疾，小腹痛 ②下肢痿痹 ③乳痈
丰隆*	ST40	在小腿前外侧，当外踝尖上 8 寸，条口外，距胫骨前缘二横指（中指）	①头痛，眩晕，癫狂 ②咳嗽痰多 ③下肢痿痹
解溪*	ST41	在足背与踝关节横纹中央凹陷中，当踇长伸肌腱与趾长伸肌腱之间	①下肢痿痹，踝关节痛，垂足 ②头痛，眩晕，癫狂 ③腹胀，便秘
冲阳	ST42	在足背最高处，当踇长伸肌腱与趾长伸肌腱之间，足背动脉搏动处	①胃痛 ②口眼㖞斜 ③癫狂痫 ④足痿无力
陷谷	ST43	在足背，当第 2、第 3 跖骨结合部前方凹陷处	①面肿，水肿 ②足背肿痛 ③肠鸣腹痛
内庭*	ST44	在足背，当第 2、第 3 趾间缝纹端	①齿痛，咽喉肿痛，鼻衄 ②热病 ③胃病吐酸，腹泻，痢疾，便秘 ④足背肿痛，跖趾关节痛
厉兑*	ST45	在足第 2 趾末节外侧，距趾甲角 0.1 寸	①鼻衄，齿痛，咽喉肿痛 ②热病，多梦，癫狂

胃经经穴主治病症：胃肠病、头面五官病、神志病、皮肤病、热病及经脉循行部位的其他病症。

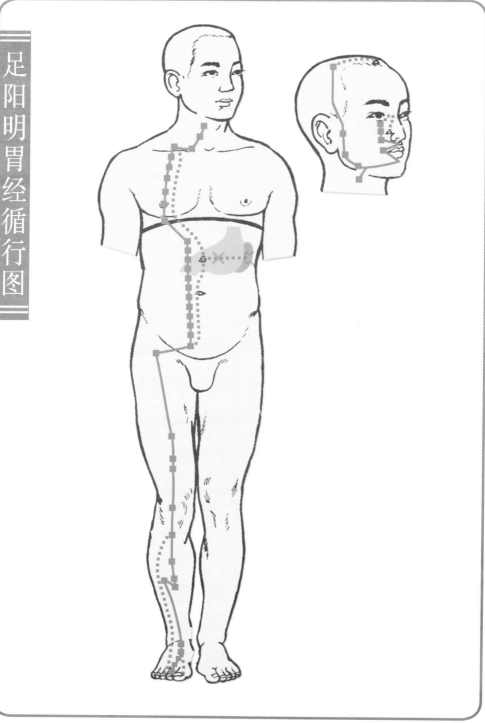

足阳明胃经循行图

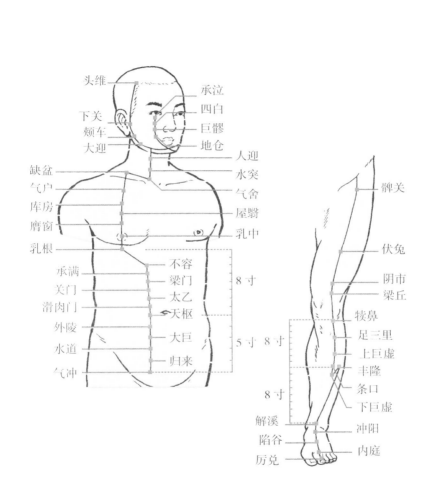

足阳明胃经穴位图

（二）常用穴位快速定位

1. 承泣

穴位名解： 穴在目下七分，正目直瞳子，为阳跷脉与任脉及足阳明之会。治诸般目疾。穴处俗名泪窝，因名"承泣"。

标准定位： 目正视，瞳孔直下，当眶下缘与眼球之间。

穴位配伍： 承泣配合谷治口眼㖞斜。

快速取法：

第一步：找到眶下缘，瞳孔直视，过瞳孔作垂线（图3-41）。

第二步：眼球与眶下缘之间取穴（图3-42）。

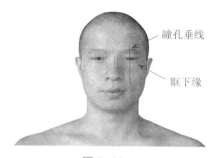

图 3-41

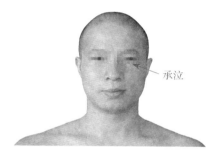

图 3-42

2. 四白

穴位名解： 穴在迎面、承泣之下，平明显易见之处，故名"四白"。

标准定位： 目正视，瞳孔直下，当眶下孔凹陷中。

穴位配伍： 四白配攒竹治眼睑不合。

快速取法： 找到眶下孔，眶下孔取穴（图3-43）。

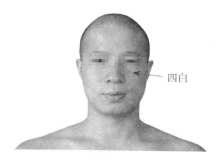

图 3-43

3. 地仓

穴位名解：在口角旁四分，为手足阳明、阳跷三经之会穴。人含食物常积储腮齿之间，因喻其处为仓。又以其位于口旁颐侧，故名"地仓"。

标准定位：口角旁 0.4 寸。

穴位配伍：地仓配颊车治三叉神经痛。

快速取法：找到嘴角，嘴角旁开 0.4 寸取穴（图 3-44）。

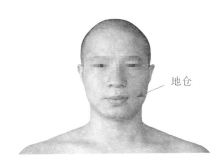

图 3-44

4. 颊车

穴位名解：古时称颐为车，故又名牙车、辅车。因下颚骨如车之上撬，左右相夹，俗称腮颊，故名"颊车"。

标准定位：下颌角前上方一横指凹陷中，咀嚼时咬肌隆起最高点处。

穴位配伍：颊车配下关、合谷治颞颌关节炎。

快速取法：

第一步：找到下颌角（图 3-45）。　　　　第二步：下颌角前上方一横指取穴（当咬肌隆起最高点，图 3-46）。

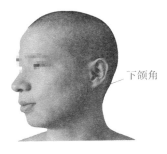

图 3-45

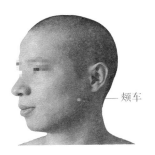

图 3-46

5. 下关

穴位名解： 关，为开阖之枢机。本穴有关牙齿开阖，故称为"关"，以其在颧骨弓下，且与上关相对，故名为"下关"。

标准定位： 颧弓下缘，下颌骨髁状突之前方，切迹之间凹陷中。

穴位配伍： 下关配颊车、合谷治牙关紧闭。

快速取法：

第一步：找到颧弓中央与下颌切迹（图3-47）。

第二步：两者凹陷中取穴（图3-48）。

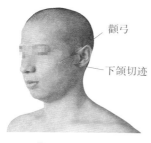

颧弓

下颌切迹

图 3-47

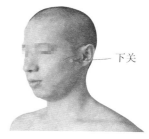

下关

图 3-48

6. 头维

穴位名解： 维，护持也。穴在额角，犹牴角之作防御也，故名"头维"。

标准定位： 额角发际上0.5寸，前正中线旁开4.5寸。

穴位配伍： 头维配风池、合谷治偏头痛。

快速取法：

第一步：找到前正中线和额角发际（图3-49）。

第二步：前正中线旁开4.5寸取穴（图3-50）。

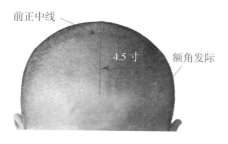

前正中线

4.5寸

额角发际

图 3-49

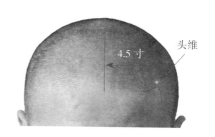

4.5寸

头维

图 3-50

7. 梁门

穴位名解：破横亘之梁，而开通敞之门，亦以疗效而得名也。

标准定位：脐上 4 寸，前正中线旁开 2 寸。

穴位配伍：梁门配内关、足三里治胃痛。

快速取法：

第一步：找到胸剑联合部和脐中（图 3-51）。

第二步：两者连线中点旁开 2 寸取穴（图 3-52）。

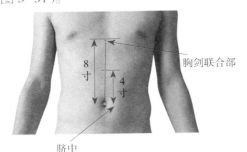

图 3-51

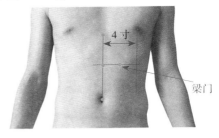

图 3-52

8. 天枢

穴位名解：天，为气化运行自然之序，如天生、天杀、天年、天然诸义；枢，为致动之机。本穴内应横结肠屈曲迴折之端，其功能长于助使膈下脏器运行加速，即辅助肠中水谷气化吸收水分，排出干矢，增益蠕动之力，因名"天枢"。

标准定位：脐旁 2 寸。

穴位配伍：天枢配足三里治便秘。

快速取法：

第一步：平脐作水平线（图 3-53）。

第二步：旁开 2 寸取穴（图 3-54）。

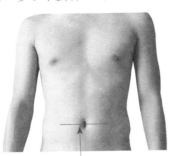

图 3-53

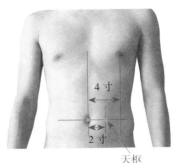

图 3-54

9. 归来

穴位名解： 养生吐纳者，当吸气时腹气上升，与中气交会于气海处。呼气时，腹气下降，名曰"气息归根"。本穴为腹气下降时之根，故名"归来"。

标准定位： 脐下 4 寸，前正中线旁开 2 寸。

穴位配伍： 归来配关元、三阴交治月经不调。

快速取法：

第一步：找到脐中和耻骨联合（图 3-55）。

第二步：脐中下 4 寸旁开 2 寸取穴（图 3-56）。

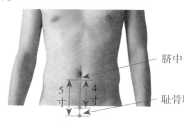

图 3-55

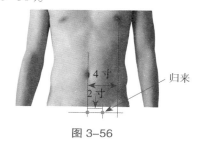

图 3-56

10. 伏兔

穴位名解： 伏，停伏、降伏也。兔，卯木也，风也。该穴名意指胃经气血物质中的脾土微粒在此沉降堆积。本穴物质为气冲穴、髀关穴传来的地部经水及水湿风气，至本穴后风停气息，随风气飘扬和随经水冲刷的脾土微粒沉降堆积，如停伏之状，故名"伏兔"。

标准定位： 在髂前上棘与髌骨外上缘连线上，髌骨外上缘 6 寸。

穴位配伍： 伏兔配犊鼻治腿膝疼痛。

快速取法：

第一步：找到髂前上棘和髌底并作连线（图 3-57）。

第二步：连线上 6 寸取穴（图 3-58）。

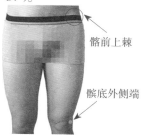

图 3-57

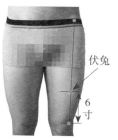

图 3-58

11. 梁丘

穴位名解：本穴在膝上筋肉隙中，阴市下1寸许，两筋间。曲膝取之。骨亘如梁，筋犹小丘，穴在膑上，因名"梁丘"。

标准定位：在髂前上棘与髌骨外上缘连线上，髌骨外上缘2寸。

穴位配伍：梁丘配犊鼻、阳陵泉治膝关节痛。

快速取法：

第一步：找到股外侧肌和股直肌肌腱（图3-59）。

第二步：髌底上2寸取穴（图3-60）。

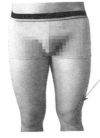

股外侧肌肌腱与股直肌肌腱交汇处

图 3-59

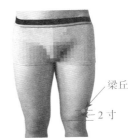

梁丘

2寸

图 3-60

12. 足三里

穴位名解：古"理"与"里"通。本穴在下肢，故名"足三里"，示别于手三里也。

标准定位：犊鼻穴下3寸，胫骨前缘一横指处。

穴位配伍：足三里配中脘治胃痛。

快速取法：

第一步：找到犊鼻与解溪，并作连线（图3-61）。

第二步：犊鼻下3寸作水平线（图3-62）。

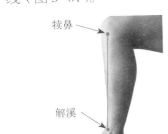

犊鼻

解溪

图 3-61

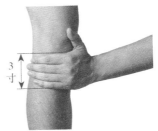

3寸

图 3-62

第三步：找到胫骨前缘，旁开一横指作垂线（图3-63）。

第四步：交点取穴（图3-64）。

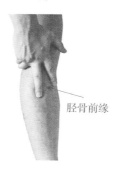

胫骨前缘

图 3-63

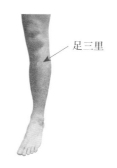

足三里

图 3-64

13. 上巨虚

穴位名解：本穴原名"巨虚上廉"。按"巨虚"二字之义，即大空隙也；廉，侧也，隅也。本穴位于小腿外侧，大空隙之上端，故简称"上巨虚"。

标准定位：足三里下3寸。

穴位配伍：上巨虚配支沟、大肠俞治便秘。

快速取法：

第一步：找到犊鼻与解溪，并作连线（图3-65）。

第二步：犊鼻下6寸取穴（图3-66）。

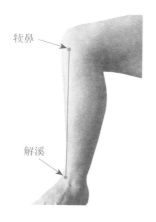

犊鼻

解溪

图 3-65

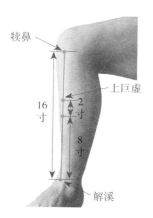

犊鼻

上巨虚

16寸

2寸

8寸

解溪

图 3-66

14. 下巨虚

穴位名解: 上，相对于下而言。巨，巨大；虚，空虚。本穴原名"巨虚上廉"，指本穴在胫、腓骨间之巨大空隙处，跷足抬脚，本穴在巨大空隙处之上方，故名。

标准定位: 上巨虚穴下 3 寸。

穴位配伍: 下巨虚配太白、曲池治泻痢脓血。

快速取法:

第一步：找到犊鼻与解溪，并作连线（图 3-67）。

第二步：犊鼻下 9 寸取穴（图 3-68）。

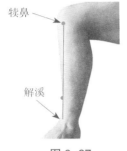

图 3-67

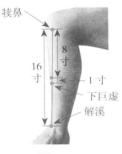

图 3-68

15. 丰隆

穴位名解: 本穴寓有云雷之意，名以"丰隆"。再以字义测之，既丰且隆，乃丰年大有之象，本穴治症颇多，且多治丰盈充满之症，颇具丰隆含意。又因本穴在下肢外侧，肌肉隆起之处，亦有丰隆之意。

标准定位: 外髁高点上 8 寸，条口穴外 1 寸。

穴位配伍: 丰隆配肺俞、尺泽治咳嗽痰多。

快速取法:

第一步：找到外踝尖上 8 寸作水平线，并找到胫骨前肌外侧缘（图 3-69）。

第二步：两者交点取穴（图 3-70）。

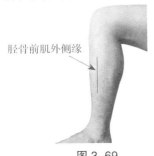

图 3-69

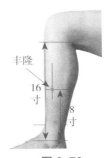

图 3-70

16. 解溪

穴位名解：本穴在足关节当前正中，胫骨距骨相接之凹隙处，因名以"溪"。又以其处易于脱臼，故名之以"解"，而曰"解溪"。

标准定位：足背踝关节横纹中央，踇长伸肌腱与趾长伸肌腱之间。

穴位配伍：解溪配商丘、血海治腹胀。

快速取法：

第一步：找到踇长伸肌腱与趾长伸肌腱（图3-71）。

第二步：凹陷中取穴（图3-72）。

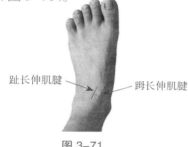

趾长伸肌腱　　踇长伸肌腱

图3-71

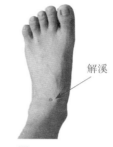

解溪

图3-72

17. 内庭

穴位名解：门内曰庭，主屋正室亦曰庭。本穴之下为"厉兑"。"兑"于《易经》为口，为门。本穴犹在门庭之内也。又其所治症，多不在穴位近处，而在头脑腹心者居多，是其功用有关于内也。于体则庭，于用则内，故名"内庭"。

标准定位：足背第2、第3趾间的缝纹端。

穴位配伍：内庭配合谷治牙龈肿痛。

快速取法：

第一步：找到第2趾和第3趾（图3-73）。

第二步：指蹼缘后方赤白肉际取穴（图3-74）。

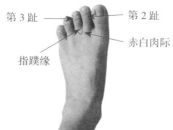

第3趾　　第2趾

赤白肉际

指蹼缘

图3-73

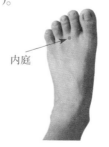

内庭

图3-74

18. 厉兑

穴位名解："厉兑"，即巨门也。大门以内，即是内庭。古人于此穴名，颇具深意。

标准定位：第 2 趾外侧，趾甲角旁约 0.1 寸。

穴位配伍：厉兑配内庭、太冲治五官科炎症。

快速取法：

第一步：找到第 2 趾末节外侧，外侧缘与近侧缘作水平线（图 3-75）。

第二步：交点取穴（图 3-76）。

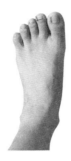

图 3-75

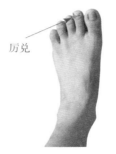

厉兑

图 3-76

四、足太阴脾经

（一）穴位表解（表3-4）

表3-4 足太阴脾经腧穴定位主治表

穴　名	国标代号	定　位	主　治
隐白*	SP1	在足大趾末节内侧，距趾甲角0.1寸	①月经过多，崩漏 ②便血，尿血等慢性出血 ③癫狂，多梦，惊风 ④腹胀
大都	SP2	在足内侧缘，当足大趾本节（第1跖趾关节）前下方，赤白肉际凹陷处	①腹胀，胃痛，呕吐，腹泻，便秘 ②热病，无汗
太白*	SP3	在足内侧缘，当足大趾第1跖骨头后缘，赤白肉际凹陷处	①肠鸣，腹胀，腹泻，胃痛，便秘 ②体重节痛
公孙*	SP4	在足内侧缘，当第1跖骨基底部的前下方，赤白肉际处	胃痛，呕吐，腹痛，腹泻，痢疾
商丘	SP5	在足内踝前下方凹陷中，当舟骨结节与内踝尖连线的中点处	①腹胀，腹泻，便秘，黄疸 ②足踝痛
三阴交*	SP6	在足内踝尖上3寸，胫骨内侧面后缘	①肠鸣腹胀，腹泻等脾胃虚弱诸症 ②月经不调，带下，阴挺，不孕，滞产，遗精，阳痿，遗尿等生殖泌尿系疾患 ③心悸，失眠，高血压 ④下肢痿痹 ⑤阴虚诸症
漏谷	SP7	在小腿内侧，当内踝尖与阴陵泉的连线上，内踝尖上6寸，胫骨内侧缘后方	①腹胀，肠鸣 ②小便不利，遗精 ③下肢痿痹
地机*	SP8	在小腿内侧，当内踝尖与阴陵泉的连线上，阴陵泉下3寸	①痛经，崩漏，月经不调 ②腹痛，腹泻，小便不利，水肿
阴陵泉*	SP9	在小腿内侧，当胫骨内侧髁后下方凹陷处	①腹胀，腹泻，水肿，黄疸，小便不利 ②膝痛

续表

穴 名	国标代号	定 位	主 治
血海*	SP10	屈膝，在大腿内侧，髌底内侧端上 2 寸，当股四头肌内侧头的隆起处	①月经不调，痛经，经闭 ②瘾疹，湿疹，丹毒
箕门	SP11	在大腿内侧，当血海与冲门连线上，血海上 6 寸	①小便不利，遗尿 ②腹股沟肿痛
冲门	SP12	在腹股沟外侧，距耻骨联合上缘中点 3.5 寸，当髂外动脉搏动处的外侧	腹痛，疝气，崩漏，带下
府舍	SP13	在下腹部，当脐中下 4 寸，冲门外上方 0.7 寸，距前正中线旁开 4 寸	腹痛，积聚，疝气
腹结	SP14	在下腹部，大横下 1.3 寸，距前正中线旁开 4 寸	腹痛，腹泻，疝气
大横*	SP15	在腹中部，距脐中旁开 4 寸	腹痛，腹泻，便秘
腹哀	SP16	在上腹部，当脐中上 3 寸，距前正中线旁开 4 寸	消化不良，腹痛，便秘，痢疾
食窦	SP17	在胸外侧部，当第 5 肋间隙，距前正中线旁开 6 寸	①胸胁胀痛 ②噫气，翻胃，腹胀，水肿
天溪	SP18	在胸外侧部，当第 4 肋间隙，距前正中线旁开 6 寸	①胸胁疼痛，咳嗽 ②乳痈，乳汁少
胸乡	SP19	在胸外侧部，当第 3 肋间隙，距前正中线旁开 6 寸	胸胁胀痛
周荣	SP20	在胸外侧部，当第 2 肋间隙，距前正中线旁开 6 寸	①咳嗽，气逆 ②胸胁胀满
大包*	SP21	在侧胸部，腋中线上，当第 6 肋间隙处	①气喘 ②胸胁痛 ③全身疼痛，急性扭伤，四肢无力

脾经经穴主治病症：脾胃病、妇科、前阴病及经脉循行部位的其他病症。

足太阴脾经循行图

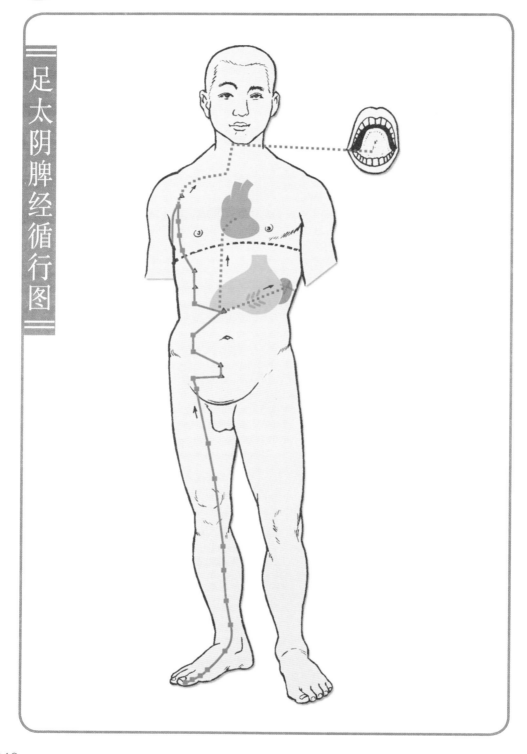

足
太
阴
脾
经
穴
位
图

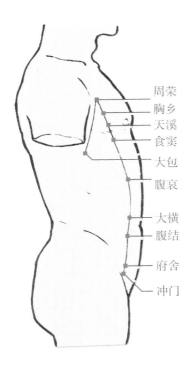

周荣
胸乡
天溪
食窦
大包
腹哀
大横
腹结
府舍
冲门

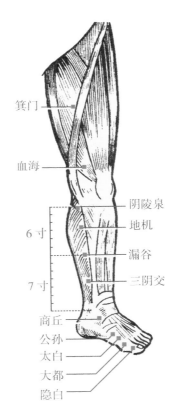

箕门
血海
阴陵泉
地机
漏谷
三阴交
6 寸
7 寸
商丘
公孙
太白
大都
隐白

（二）常用穴位快速定位

1. 隐白

穴位名解： 金色白，坚刚为阳，本穴居阴经之下，犹潜龙之隐，故名"隐白"。

标准定位： 足大拇指内侧趾甲角旁约 0.1 寸。

穴位配位： 隐白配大敦治昏厥。

快速取法：

第一步：找到第 1 趾末节内侧，内侧缘与近侧缘作水平线（图 3-77）。

第二步：交点取穴（图 3-78）。

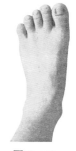

图 3-77

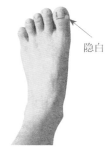

图 3-78

2. 太白

穴位名解： 天象，金星别名太白星。古人观天之象，以太白为兵象，此穴以功用得名，故称之"太白"。

标准定位： 第 1 跖骨小头后缘，赤白肉际处。

穴位配位： 太白配公孙治肠鸣腹泻。

快速取法：

第一步：找到第 1 跖趾关节和赤白肉际（图 3-79）。

第二步：第 1 跖趾关节近端凹陷中取穴（图 3-80）。

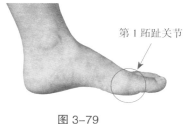

图 3-79

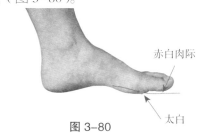

图 3-80

3. 公孙

穴位名解： 公，众也，支属之总汇也；孙，嗣续也，又顺理也，犹支系之丝络也，故名"公孙"。

标准定位： 第1跖骨基底部的前下缘，赤白肉际处。

穴位配伍： 公孙配中脘治胃脘胀痛。

快速取法：

第一步：找到第1跖骨（图3-81）。　　第二步：第1跖骨底前下缘赤白肉际取穴（图3-82）。

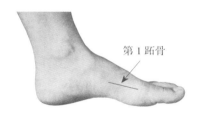

第1跖骨

图 3-81

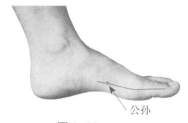

公孙

图 3-82

4. 三阴交

穴位名解： 穴在足三阴经交近处，因以为名。为足太阴、足少阴、足厥阴三经之会穴。

标准定位： 内踝高点上3寸，胫骨内侧面后缘。

穴位配伍： 三阴交配中脘治血栓闭塞性脉管炎。

快速取法：

第一步：找到内踝尖和阴陵泉以及胫骨内侧面缘后迹（图3-83）。　　第二步：内踝尖上3寸取穴（图3-84）。

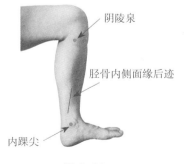

阴陵泉

胫骨内侧面缘后迹

内踝尖

图 3-83

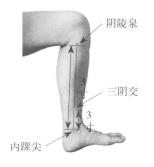

阴陵泉

3寸

三阴交

3寸

内踝尖

图 3-84

5. 地机

穴位名解：机者，灵运之动能也。本穴治历节风、麻木、风湿、鹤膝风。凡属不良于行之症，均可取之，俾以复其灵运机动之能也。穴在下肢，故名"地机"。

标准定位：阴陵泉下 3 寸。

穴位配伍：地机配梁丘治急性腹痛。

快速取法：

第一步：找到阴陵泉和胫骨内侧面缘后迹（图 3-85）。

第二步：阴陵泉下 3 寸取穴（图 3-86）。

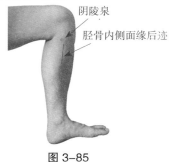

图 3-85

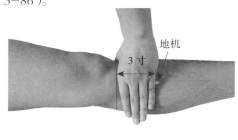

图 3-86

6. 阴陵泉

穴位名解：本穴在膝之内侧，胫骨上端，踝突下，凹陷中。喻犹阴侧陵下之深泉也。因简称"阴陵泉"。

标准定位：胫骨内侧髁下缘凹陷中。

穴位配伍：阴陵泉配中极治小便不利。

快速取法：

第一步：找到胫骨内侧髁下缘与胫骨内侧缘（图 3-87）。

第二步：两者凹陷中取穴（图 3-88）。

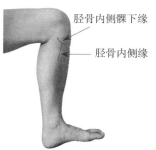

图 3-87

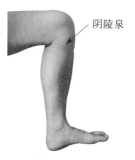

图 3-88

7.血海

穴位名解：海，水之归也。本穴在膝上内侧，按之凹深。治崩漏经带，以及男女其他血分诸病。犹言治血症之渊海，故名"血海"，又名"百虫窠"。

标准定位：髌骨内上缘上 2 寸。

穴位配伍：血海配犊鼻治膝痛。

快速取法：

第一步：找到股内侧肌隆起处和髌底（图 3-89 ）。

第二步：髌底内侧端上 2 寸取穴（图 3-90 ）。

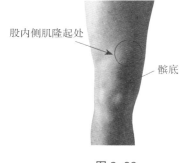

图 3-89

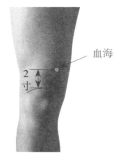

图 3-90

简便取穴：

第一步：患者屈膝，医者以掌心按于髌骨上缘，第 2~5 指向上伸直，拇指约呈 45° 斜置（图 3-91 ）。

第二步：拇指尖下取穴（图 3-92 ）。

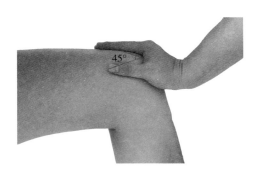

图 3-91

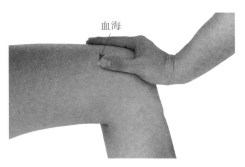

图 3-92

8. 大横

穴位名解：本穴平脐，内应横行结肠，故名"大横"。

标准定位：脐中旁开4寸。

穴位配伍：大横配支沟治习惯性便秘。

快速取法：

第一步：平脐作水平线（图3-93）。　　第二步：过乳头作垂线，两线交点取穴（图3-94）。

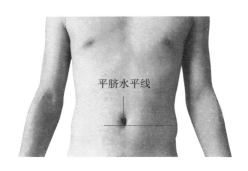

平脐水平线

图3-93

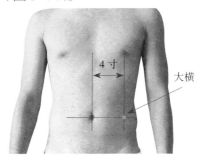

4寸

大横

图3-94

9. 大包

穴位名解：寓广大包容，通达周布之意也，故称"大包"。

标准定位：腋中线上，第6肋间隙中。

穴位配伍：大包配阳陵泉治全身疼痛。

快速取法：

第一步：过腋中作垂线，找到第6肋间隙（图3-95）。　　第二步：第6肋间隙与腋中线交点取穴（图3-96）。

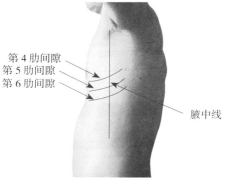

第4肋间隙
第5肋间隙
第6肋间隙

腋中线

图3-95

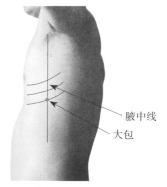

腋中线

大包

图3-96

五、手少阴心经

（一）穴位表解（表 3-5）

表 3-5　手少阴经腧穴定位主治表

穴　名	国标代号	定　位	主　治
极泉*	HT1	在腋窝顶点，腋动脉搏动处	①心痛，心悸 ②肩臂疼痛，胁肋疼痛，臂丛神经损伤 ③瘰疬，腋臭 ④上肢针麻用穴
青灵	HT2	在臂内侧，当极泉与少海的连线上，肘横纹上 3 寸，肱二头肌的内侧沟中	①头痛，振寒，目黄 ②胁痛，肩臂疼痛
少海*	HT3	屈肘，当肘横纹内侧端与肱骨内上髁连线的中点处	①心痛，癔症 ②肘臂挛痛，臂麻手颤，头项痛，腋胁痛 ③瘰疬
灵道	HT4	在前臂掌侧，腕横纹上 1.5 寸，当尺侧腕屈肌腱的桡侧缘	①心痛，悲恐善笑 ②暴喑 ③肘臂挛痛
通里*	HT5	在前臂掌侧，腕横纹上 1 寸，当尺侧腕屈肌腱的桡侧缘	①心悸，怔忡 ②舌强不语，暴喑 ③腕臂痛
阴郄*	HT6	在前臂掌侧，腕横纹上 0.5 寸，当尺侧腕屈肌腱的桡侧缘	①心痛，惊悸 ②骨蒸盗汗 ③吐血，衄血
神门*	HT7	腕掌侧横纹尺侧端，尺侧腕屈肌腱的桡侧凹陷处	①心痛，心烦，惊悸，怔忡，健忘，失眠，痴呆，癫狂痫等心与神志病变 ②高血压 ③胸胁痛
少府	HT8	在手掌面，第 4、第 5 掌骨之间，握拳时，当小指尖处	①心悸，胸痛 ②阴痒，阴痛 ③痈疡 ④小指挛痛
少冲*	HT9	在手小指末节桡侧，距指甲角旁开 0.1 寸	①心悸，心痛，癫狂 ②热病，昏迷 ③胸胁痛

心经经穴主治病症：心、胸、神志及经脉循行部位的其他病症。

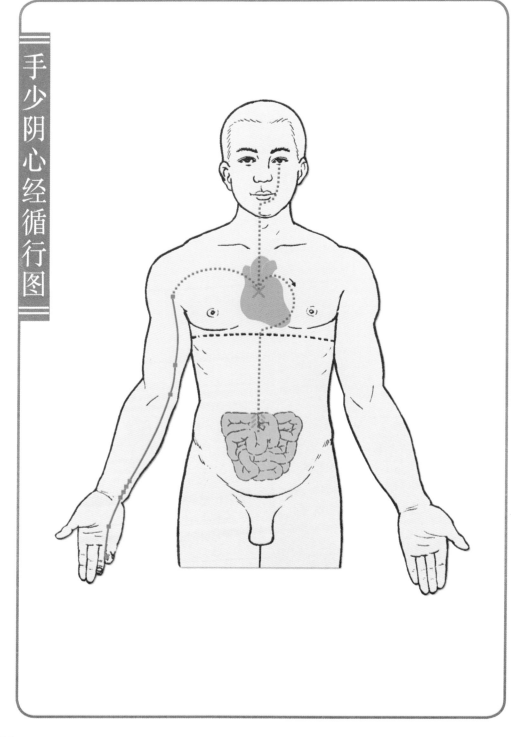

手少阴心经循行图

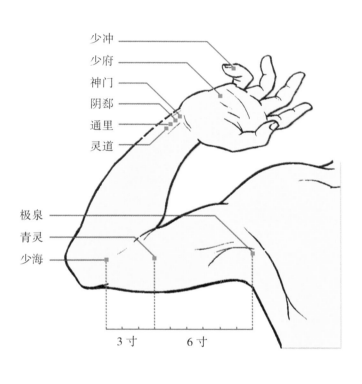

少冲
少府
神门
阴郄
通里
灵道

极泉
青灵
少海

3寸   6寸

手少阴心经穴位图

（二）常用穴位快速定位

1. 极泉

穴位名解： 少阴于六经为最里，而心脏居胸部之极深。本穴经之气，承足太阴经循经内行。其支者，复从胃，别上膈，注心中，传交手少阴经。由本穴透出，循行于外，喻犹出于极深之泉也，故名"极泉"。

标准定位： 腋窝正中，腋动脉搏动处。

穴位配伍： 极泉配内关治心痛、心悸。

快速取法：

第一步：找到腋窝中点（图3-97）。　　第二步：腋窝中点取穴（图3-98）。

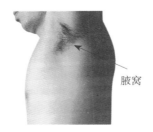

腋窝

图 3-97

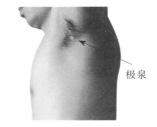

极泉

图 3-98

2. 少海

穴位名解： 海为诸川之汇，深阔无量。在人身以少阴为六经之最里。又本穴治症，极为复杂，牵及多经之病，犹如众症来归者，故曰"少海"。

标准定位： 屈肘，当肘横纹内端与肱骨内上髁连线之中点。

穴位配伍： 少海配曲池治肘关节疼痛。

快速取法：

第一步：找到肘横纹和肱骨内上髁（图3-99）。　　第二步：肱骨内上髁前缘取穴（图3-100）。

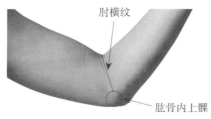

肘横纹

肱骨内上髁

图 3-99

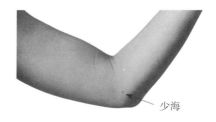

少海

图 3-100

3. 通里

穴位名解：本穴为手少阴之络，可由本穴横通手太阳经，其所治症为目痛、汗闭、喉痹、心热、悸动、胀满、崩漏等，凡此诸症，其由涩滞抑郁所生者，本穴统能治之。综而观之，是本穴以通为治也，故名"通里"，即通而理之也，又功通于里也。

标准定位：腕横纹上 1 寸，尺侧腕屈肌腱的桡侧缘。

穴位配伍：通里配内关治心悸。

快速取法：

第一步：找到腕掌侧远端横纹和尺侧腕屈肌腱（图 3-101 ）。

第二步：腕掌侧远端横纹上 1 寸尺侧腕屈肌腱桡侧缘取穴（图 3-102 ）。

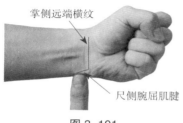

掌侧远端横纹

尺侧腕屈肌腱

图 3-101

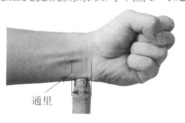

通里

图 3-102

4. 阴郄

穴位名解："郄"与"隙"通。隙为狭长之罅隙，俗称裂缝。本穴为阴经之郄穴，故名"阴郄"。

标准定位：腕横纹上 0.5 寸，尺侧腕屈肌腱的桡侧缘。

穴位配伍：阴郄配鱼际治血热之吐血。

快速取法：

第一步：找到腕掌侧远端横纹和尺侧腕屈肌腱（图 3-103 ）。

第二步：腕掌侧远端横纹上 0.5 寸尺侧腕屈肌腱桡侧缘取穴（图 3-104 ）。

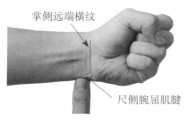

掌侧远端横纹

尺侧腕屈肌腱

图 3-103

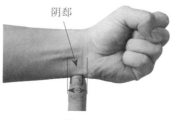

阴郄

图 3-104

5. 神门

穴位名解：《内经》："心藏神。"《道藏》："玉房之中神门户。"玉房即心也，本穴为本经主要穴位，治恐、悸、呆、痴、健忘、狂癫等，神志不清诸症，取本穴以开心气之郁结，故称"神门"。

标准定位：腕横纹尺侧端，尺侧腕屈肌腱的桡侧凹陷中。

穴位配伍：神门配三阴交、内关治失眠多梦。

快速取法：

第一步：找到腕掌侧远端横纹和尺侧腕屈肌腱（图 3-105）。

第二步：腕掌侧远端横纹尺侧，尺侧腕屈肌腱桡侧缘取穴（图 3-106）。

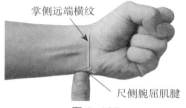

图 3-105

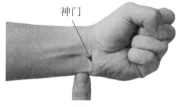

图 3-106

6. 少冲

穴位名解：冲，通行而直进也；冲，幼也，和也，冲气以为和也。本经之气，由其络穴通里传接手太阳经，为由阴转阳，化阴沉之气，为阳春之和，迳行手太阳之经路。而本经之络穴以下各穴，则本经行气之余，犹行驶虽停，惯力仍在也，故名之以冲，而曰"少冲"。

标准定位：小指桡侧指甲角旁约 0.1 寸。

穴位配伍：少冲配十宣治中风昏迷。

快速取法：

第一步：找到第 5 指末节内侧，内侧缘与近侧缘作水平线（图 3-107）。

第二步：交点取穴（图 3-108）。

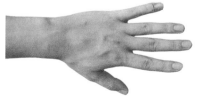

图 3-107

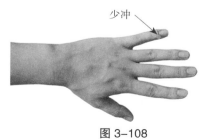

图 3-108

六、手太阳小肠经

（一）穴位表解（表 3-6）

表 3-6 手太阳小肠经腧穴定位主治表

穴 名	国标代号	定 位	主 治
少泽*	SI1	在手小指末节尺侧，距指甲角 0.1 寸	①乳痈，乳汁少 ②昏迷，热病 ③头痛，目翳，咽喉肿痛
前谷	SI2	在手掌尺侧，微握拳，当小指本节（第 5 掌指关节）前的掌指横纹头赤白肉际	①热病 ②乳痈，乳汁少 ③头痛，目痛，耳鸣，咽喉肿痛
后溪*	SI3	在手掌尺侧，微握拳，当小指本节（第 5 掌指关节）后的远侧掌横纹头赤白肉际	①头项强痛，腰背痛，手指及肘臂挛痛 ②耳聋，目赤 ③癫狂病 ④疟疾
腕骨*	SI4	在手掌尺侧，当第 5 掌骨基底与钩骨之间的凹陷处，赤白肉际	①指挛腕痛，头项强痛 ②目翳，黄疸 ③热病，疟疾
阳谷	SI5	在手腕尺侧，当尺骨茎突与三角骨之间的凹陷处	①颈颔肿，臂外侧痛，腕痛 ②头痛，目眩，耳鸣，耳聋 ③热病，癫狂病
养老	SI6	在前臂背面尺侧，手掌面向胸，当尺骨小头近端桡侧凹陷中	①目视不明 ②肩、背、肘、臂酸痛
支正*	SI7	在前臂背面尺侧，当阳谷与小海的连线上，腕背横纹上 5 寸	①头痛，项强，肘臂酸痛 ②热病，癫狂 ③疣症
小海	SI8	屈肘，在肘内侧，当尺骨鹰嘴与肱骨内上髁之间凹陷处	①肘臂疼痛，麻木 ②癫痫
肩贞	SI9	在肩关节后下方，臂内收时，腋后纹头上 1 寸	①肩臂疼痛，上肢不遂 ②瘰疬

续表

穴　名	国标代号	定　位	主　治
臑俞	SI10	在肩部，当腋后纹头直上，肩胛冈下缘凹陷中	①肩臂疼痛，肩不举 ②瘰疬
天宗*	SI11	在肩胛部，当冈下窝中央凹陷处，与第四胸椎相平	①肩胛疼痛，肩背部损伤 ②气喘
秉风	SI12	在肩胛部，冈上窝中央，天宗直上，举臂有凹陷处	肩胛疼痛，上肢酸麻
曲垣	SI13	在肩胛部，冈上窝内侧端，当臑俞与第2胸椎棘突连线的中点处	肩胛疼痛
肩外俞	SI14	在背部，当第1胸椎棘突下，旁开3寸	肩背疼痛，颈项强急
肩中俞	SI15	在背部，当第7颈椎棘突下，旁开2寸	①咳嗽，气喘 ②肩背疼痛
天窗	SI16	在颈外侧部，胸锁乳突肌的后缘，扶突后，与喉结相平	①耳鸣，耳聋，咽喉肿痛，暴喑 ②颈项强痛
天容	SI17	在颈外侧部，当下颌角的后方，胸锁乳突肌的前缘凹陷中	①耳鸣，耳聋，咽喉肿痛 ②头痛，颈项强痛
颧髎*	SI18	在面部，当目外眦直下，颧骨下缘凹陷处	口眼㖞斜，眼睑瞤动，齿痛，三叉神经痛
听宫*	SI19	在面部，耳屏前，下颌骨髁状突的后方，张口时呈凹陷处	①耳鸣，耳聋，聤耳等诸耳疾 ②齿痛

　　小肠经经穴主治病症：主治头面五官病、热病、神志病及经脉循行部位的其他病症。

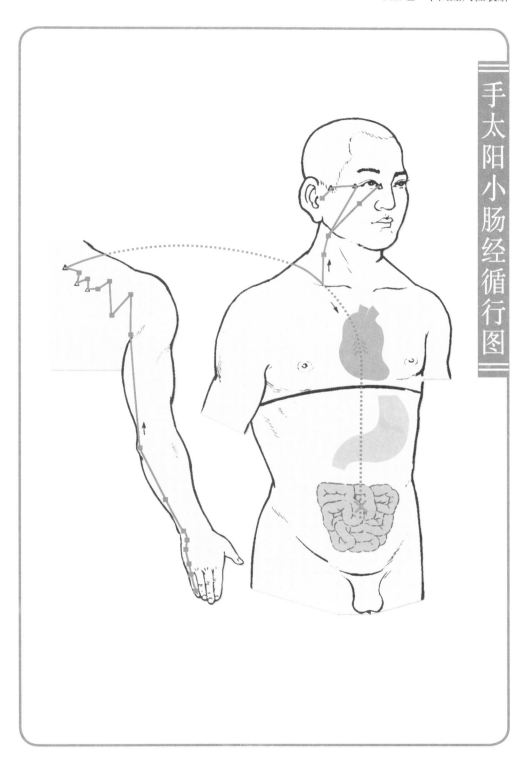

手太阳小肠经循行图

手太阳小肠经穴位图

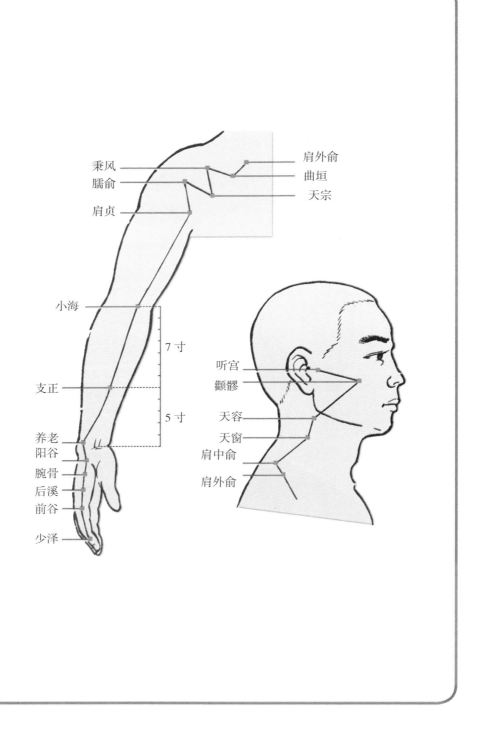

（二）常用穴位快速定位

1. 少泽

穴位名解：迫气至本经，本经为太阳寒水之气，则火从胜已，而化为阴柔之性，故本经首穴名之以"泽"。

标准定位：小指尺侧指甲角旁约 0.1 寸。

穴位配伍：少泽配十二井穴治高热中风昏迷。

快速取法：

第一步：找到第 5 指末节外侧，外侧缘与近侧缘作水平线（图 3-109）。

第二步：交点取穴（图 3-110）。

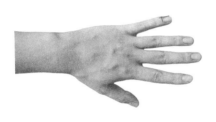

图 3-109

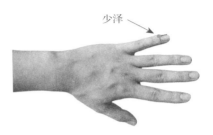

图 3-110

2. 后溪

穴位名解：后溪承少泽之泽，犹雨露充沛，沟渠盈溢，经气流行，如走溪谷，故称"后溪"。

标准定位：握拳，第 5 指掌关节后尺侧，横纹头赤白肉际。

穴位配伍：后溪配大椎治疟疾。

快速取法：

第一步：找到第 5 掌指关节（图 3-111）。

第二步：第 5 掌指关节近端凹陷，赤白肉际中取穴（图 3-112）。

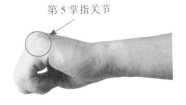

图 3-111

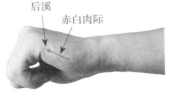

图 3-112

3. 腕骨

穴位名解：因其近于腕骨，而名之为"腕骨"也。

标准定位：后溪穴直上，与第 5 掌骨基底与三角骨之间赤白肉际取之。

穴位配伍：腕骨配合谷治外感发热。

快速取法：

第一步：找到第 5 掌骨和三角骨（图 3-113）。

第二步：第 5 掌骨底与三角骨之间赤白肉际凹陷中取穴（图 3-114）。

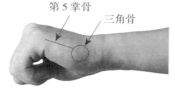

图 3-113

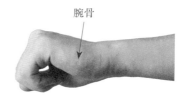

图 3-114

4. 支正

穴位名解：手太阳经气，行至前膊，偏走外侧，本穴无显著标示，取穴以手托颐，指尖于本侧向上旁竖，本经转成当前直线，穴适当腕肘折中处，因名"支正"。

标准定位：阳谷穴与小海穴之间，阳谷上 5 寸处。

穴位配伍：支正配率谷治神经性头痛。

快速取法：

第一步：腕背侧远端横纹上 5 寸（图 3-115）。

第二步：尺骨尺侧与尺侧腕屈肌之间取穴（图 3-116）。

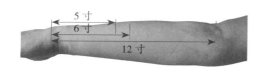

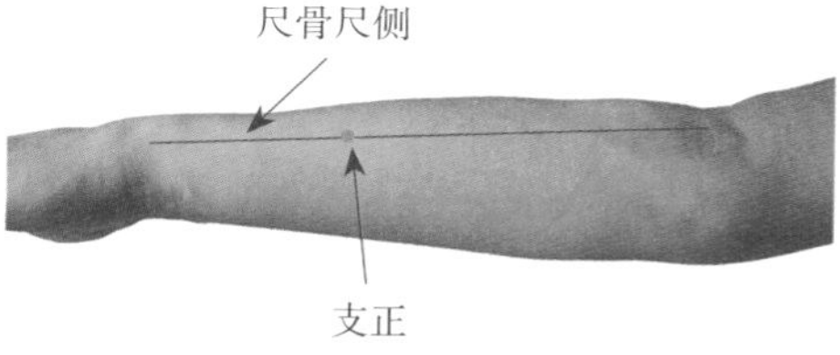

图 3-115

图 3-116

5. 天宗

穴位名解：本穴与曲垣、秉风等穴，排列如星象，故皆仿星名以名之。

标准定位：肩胛骨冈下窝中央。

穴位配伍：天宗配肩髃治肩臂疼痛。

快速取法：

第一步：找到肩胛冈和肩胛下角作连线（图 3-117）。

第二步：连线上 1/3 与下 2/3 交点取穴（图 3-118）。

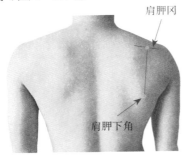

图 3-117

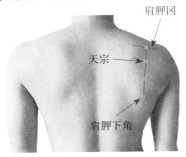

图 3-118

6. 颧髎

穴位名解：即颧骨尖处之髎窠也。开口取之，穴乃正。治口呙、齿痛、目黄、面赤。

标准定位：目外眦直下，颧骨下缘凹陷中。

穴位配伍：颧髎配颊车治面神经麻痹。

快速取法：

第一步：找到颧骨（图 3-119）。

第二步：目外眦作垂线，颧骨下凹陷中取穴（图 3-120）。

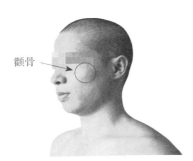

图 3-119

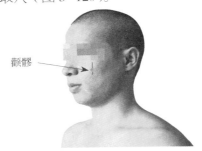

图 3-120

7. 听宫

穴位名解： 穴在耳前上切迹之前。耳司听，故名"听宫"。宫，深室也，以喻耳窍。

标准定位： 耳屏前，下颌骨髁状突的后缘，张口呈凹陷处。

穴位配伍： 听宫配太冲治耳鸣。

快速取法：

第一步：找到下颌骨髁状突和耳屏（图3-121）。

第二步：耳屏中点与下颌骨髁状突之间的凹陷中取穴（图3-122）。

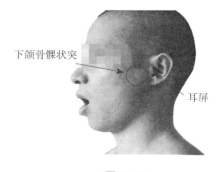

图 3-121

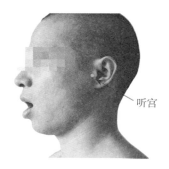

图 3-122

七、足太阳膀胱经

（一）穴位表解（表 3-7）

表 3-7　足太阳膀胱经腧穴定位主治表

穴　名	国标代号	定　位	主　治
睛明*	BL1	目内眦角稍上方凹陷处	①目赤肿痛，流泪，视物不明，目眩，近视，夜盲，色盲等目疾 ②急性腰扭伤，坐骨神经痛 ③心动过速
攒竹*	BL2	眉头凹陷中，眶上切迹处，约在目内眦直上	①头痛，眉棱骨痛 ②眼睑𥆧动，眼睑下垂，口眼㖞斜，目视不明，流泪，目赤肿痛 ③呃逆
眉冲	BL3	在头部，当攒竹直上入发际 0.5寸，神庭与曲差连线之间	①头痛，目眩 ②鼻塞，鼻衄
曲差	BL4	前发际正中直上 0.5寸，旁开 1.5寸，即神庭与头维连线的内 1/3 与中 1/3 交点处	①头痛，目眩 ②鼻塞，鼻衄
五处	BL5	前发际正中直上 1寸，旁开 1.5寸，即曲差穴上 0.5寸处	①头痛，目眩 ②癫痫
承光	BL6	前发际正中直上 2.5寸，旁开 1.5寸，即五处穴后 1.5寸处	①头痛，目眩 ②鼻塞 ③热病
通天	BL7	前发际正中直上 4寸，旁开 1.5寸，即承光穴后 1.5寸处	①头痛，眩晕 ②鼻塞，鼻衄，鼻渊
络却	BL8	前发际正中直上 5.5寸，旁开 1.5寸，即通天穴后 1.5寸	头晕，目视不明，耳鸣

续表1

穴　名	国标代号	定　位	主　治
玉枕	BL9	后发际正中直上 2.5 寸，旁开 1.3 寸，约平枕外粗隆上缘的凹陷处	①头项痛，目痛 ②鼻塞
天柱*	BL10	后发际正中直上 0.5 寸，哑门穴旁开 1.3 寸，当斜方肌外侧缘凹陷中	①后头痛，项强，肩背腰痛 ②鼻塞 ③癫狂痫，热病
大杼	BL11	第 1 胸椎棘突下，旁开 1.5 寸	①咳嗽 ②项强，肩背痛
风门*	BL12	第 2 胸椎棘突下，旁开 1.5 寸	①感冒，咳嗽，发热，头痛 ②项强，胸背痛
肺俞*	BL13	第 3 胸椎棘突下，旁开 1.5 寸	①咳嗽，气喘，咯血等肺疾 ②骨蒸潮热，盗汗
厥阴俞	BL14	第 4 胸椎棘突下，旁开 1.5 寸	①心痛，心悸 ②咳嗽，胸闷 ③呕吐
心俞*	BL15	第 5 胸椎棘突下，旁开 1.5 寸	①心痛，惊悸，失眠，健忘，癫痫，盗汗等心与神志病变 ②咳嗽，吐血
督俞	BL16	第 6 胸椎棘突下，旁开 1.5 寸	①心痛，胸闷 ②寒热、气喘
膈俞*	BL17	第 7 胸椎棘突下，旁开 1.5 寸	①呕吐，呃逆，气喘，吐血等上逆之症 ②贫血 ③瘾疹，皮肤瘙痒 ④潮热，盗汗
肝俞*	BL18	第 9 胸椎棘突下，旁开 1.5 寸	①肝疾，胁痛，目疾 ②癫狂痫 ③脊背痛

续表 2

穴　名	国标代号	定　位	主　治
胆俞*	BL19	第 10 胸椎棘突下，旁开 1.5 寸	①黄疸，口苦，胁痛等肝胆疾患 ②肺痨，潮热
脾俞*	BL20	第 11 胸椎棘突下，旁开 1.5 寸	①腹胀，纳呆，呕吐，腹泻，痢疾，便血，水肿等脾胃疾患 ②背痛
胃俞*	BL21	第 12 胸椎棘突下，旁开 1.5 寸	胃脘痛，呕吐，腹胀，肠鸣等胃疾
三焦俞	BL22	第 1 腰椎棘突下，旁开 1.5 寸	①肠鸣，腹胀，呕吐，腹泻，痢疾，水肿等脾胃疾患 ②腰背强痛
肾俞*	BL23	第 2 腰椎棘突下，旁开 1.5 寸	①腰痛 ②遗尿，遗精，阳痿，月经不调，带下等生殖泌尿系疾患 ③耳鸣，耳聋
气海俞	BL24	第 3 腰椎棘突下，旁开 1.5 寸	①肠鸣腹胀 ②痛经，腰痛
大肠俞*	BL25	第 4 腰椎棘突下，旁开 1.5 寸	①腰腿痛 ②腹胀，腹泻，便秘
关元俞	BL26	第 5 腰椎棘突下，旁开 1.5 寸	①腹胀、腹泻 ②腰骶痛 ③小便频数或不利，遗尿
小肠俞	BL27	第 1 骶椎棘突下，旁开 1.5 寸，约平第 1 骶后孔	①遗精，遗尿，尿血，尿痛，带下 ②腹泻，痢疾，疝气 ③腰骶痛

续表 3

穴 名	国标代号	定 位	主 治
膀胱俞*	BL28	第2骶椎棘突下，旁开1.5寸，约平第2骶后孔	①小便不利，遗尿 ②腰骶痛 ③腹泻，便秘
中膂俞	BL29	第3骶椎棘突下，旁开1.5寸，约平第3骶后孔	①腹泻，疝气 ②腰骶痛
白环俞	BL30	第4骶椎棘突下，旁开1.5寸，约平第4骶后孔	①遗尿，遗精，月经不调，带下，疝气 ②腰骶痛
上髎	BL31	在髂后上棘与后正中线之间，适对第1骶后孔	①大小便不利，月经不调，带下，阴挺，遗精，阳痿 ②腰骶痛
次髎*	BL32	在髂后上棘与后正中线之间，适对第2骶后孔	①月经不调，痛经，带下等妇科疾患 ②小便不利，遗精，疝气 ③腰骶痛，下肢痿痹
中髎	BL33	当次髎穴下内方，适对第3骶后孔	①便秘，腹泻 ②小便不利，月经不调，带下 ③腰骶痛
下髎	BL34	当中髎穴下内方，适对第4骶后孔	①腹痛，便秘 ②小便不利，带下 ③腰骶痛
会阳	BL35	在骶部，尾骨端旁开0.5寸	①痔疾，腹泻 ②阳痿，带下
承扶	BL36	在大腿后面，臀横纹的中点	①腰骶臀股部疼痛 ②痔疾
殷门	BL37	在大腿后面，承扶穴与委中穴的连线上，承扶穴下6寸	腰痛，下肢痿痹

续表 4

穴 名	国标代号	定 位	主 治
浮郄	BL38	在腘横纹外侧端，股二头肌腱的内侧，委阳穴上 1 寸	①股腘部疼痛、麻木 ②便秘
委阳*	BL39	腘横纹外侧端，当股二头肌腱的内侧	①腹满，小便不利 ②腰脊强痛，腿足挛痛
委中*	BL40	腘横纹中点，当股二头肌腱与半腱肌肌腱之间	①腰背痛，下肢痿痹 ②腹痛，急性吐泻 ③小便不利，遗尿 ④丹毒
附分	BL41	第 2 胸椎棘突下，旁开 3 寸	颈项强痛，肩背拘急，肘臂麻木
魄户	BL42	第 3 胸椎棘突下，旁开 3 寸	①咳嗽，气喘，肺痨 ②项强，肩背痛
膏肓*	BL43	第 4 胸椎棘突下，旁开 3 寸	①咳嗽，气喘，肺痨 ②肩胛痛 ③虚劳诸疾
神堂	BL44	第 5 胸椎棘突下，旁开 3 寸	①咳嗽，气喘，胸闷 ②脊背强痛
譩譆	BL45	第 6 胸椎棘突下，旁开 3 寸	①咳嗽，气喘 ②肩背痛 ③疟疾，热病
膈关	BL46	第 7 胸椎棘突下，旁开 3 寸	①胸闷，嗳气，呕吐 ②脊背强痛
魂门	BL47	第 9 胸椎棘突下，旁开 3 寸	①胸胁痛，背痛 ②呕吐，腹泻
阳纲	BL48	第 10 胸椎棘突下，旁开 3 寸	肠鸣，腹痛，腹泻，黄疸，消渴
意舍	BL49	第 11 胸椎棘突下，旁开 3 寸	腹胀、肠鸣、呕吐、腹泻

续表5

穴　名	国标代号	定　位	主　治
胃仓	BL50	第12胸椎棘突下，旁开3寸	①胃脘痛，腹胀，小儿食积，水肿 ②背脊痛
肓门	BL51	第1腰椎棘突下，旁开3寸	①腹痛，痞块，便秘 ②乳疾
志室*	BL52	第2腰椎棘突下，旁开3寸	①遗精，阳痿，小便不利 ②腰脊强痛
胞肓	BL53	平第2骶后孔，骶正中嵴旁开3寸	①肠鸣，腹胀，便秘 ②癃闭 ③腰脊强痛
秩边*	BL54	平第4骶后孔，骶正中嵴旁开3寸	①腰骶痛，下肢痿痹 ②小便不利，便秘，痔疾
合阳	BL55	在小腿后面，当委中与承山的连线上，委中穴直下2寸处	①腰脊强痛，下肢痿痹 ②疝气，崩漏
承筋	BL56	在小腿后面，合阳穴与承山穴连线的中点，腓肠肌肌腹中央，委中下5寸	①腰腿拘急、疼痛 ②痔疾
承山*	BL57	在小腿后面正中，委中与昆仑之间，当伸直小腿或足跟上提时腓肠肌肌腹下出现的凹陷处	①腰腿拘急、疼痛 ②痔疾，便秘
飞扬*	BL58	在小腿后面，当外踝后，昆仑穴直上7寸，承山外下方1寸处	①头痛，目眩 ②腰腿疼痛 ③痔疾
跗阳	BL59	在小腿后面，外踝后，昆仑穴直上3寸	①腰骶痛，下肢痿痹，外踝肿痛 ②头痛

续表6

穴 名	国标代号	定 位	主 治
昆仑*	BL60	在外踝后方，当外踝尖与跟腱之间的凹陷处	①后头痛、项强、腰骶疼痛、足踝肿痛 ②癫痫 ③滞产
仆参	BL61	外踝后，昆仑穴直下，跟骨外侧，赤白肉际处	①下肢痿痹，足跟痛 ②癫痫
申脉*	BL62	外踝直下方凹陷中	①头痛，眩晕 ②癫狂痫，失眠 ③腰腿酸痛
金门	BL63	外踝前缘直下，骰骨外侧凹陷中	①头痛，腰痛，下肢痿痹，外踝痛 ②癫痫，小儿惊风
京骨	BL64	第5跖骨粗隆下方，赤白肉际处	①头痛，项强，腰痛 ②癫痫
束骨*	BL65	第5跖骨头的后缘，赤白肉际处	①头痛，项强，目眩，腰腿痛 ②癫狂
足通谷	BL66	第5跖趾关节的前方，赤白肉际处	①头痛，项强，鼻衄 ②癫狂
至阴*	BL67	足小趾外侧趾甲角旁0.1寸	①胎位不正，滞产 ②头痛，目痛，鼻塞，鼻衄

膀胱经经穴主治病症：头痛，目眩，鼻塞鼻衄，项强，肩背腰痛；感冒，咳嗽，气喘等肺部疾患；心痛，惊悸，失眠，健忘，癫痫等神志疾患；黄疸，口苦，胁痛等肝胆疾患；腹胀，纳呆，呕吐，腹泻，痢疾，便血，水肿等脾胃疾患；遗尿，遗精，阳痿，月经不调，带下等生殖泌尿系疾患；月经不调，痛经，带下等妇科疾患；腰痛，下肢痿痹等症。

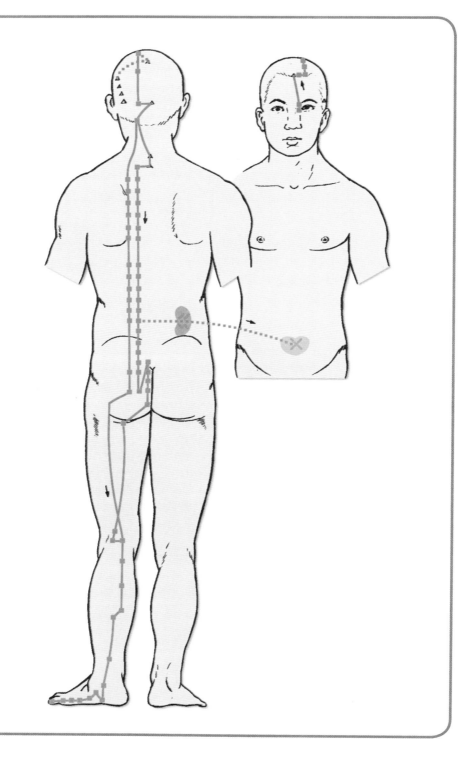

足太阳膀胱经循行图

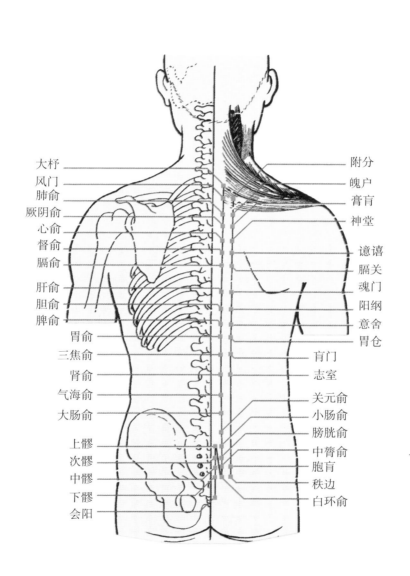

足太阳膀胱经穴位图（二）

大杼
风门
肺俞
厥阴俞
心俞
督俞
膈俞
肝俞
胆俞
脾俞
胃俞
三焦俞
肾俞
气海俞
大肠俞
上髎
次髎
中髎
下髎
会阳

附分
魄户
膏肓
神堂
譩譆
膈关
魂门
阳纲
意舍
胃仓
肓门
志室
关元俞
小肠俞
膀胱俞
中膂俞
胞肓
秩边
白环俞

足太阳膀胱经穴位图（二）

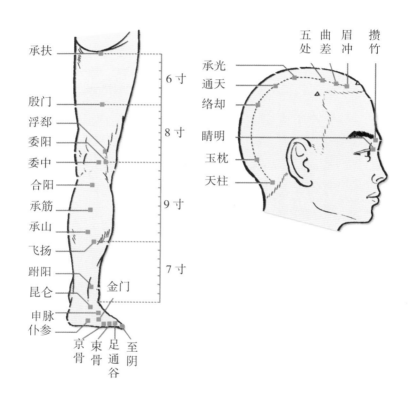

承扶

殷门

浮郄
委阳
委中

合阳

承筋

承山

飞扬

跗阳
昆仑　　金门

申脉
仆参

京骨　束骨　足通谷　至阴

6寸

8寸

9寸

7寸

五处　曲差　眉冲　攒竹

承光
通天
络却

睛明

玉枕

天柱

（二）常用穴位快速定位

1. 晴明

穴位名解：本穴在目内眦，黏膜组织上，近于睛，能治风热目疾，以复其明，故曰"晴明"。

标准定位：目内眦旁开 0.1 寸。

穴位配伍：晴明配行间治雀目。

快速取法：

第一步：找到目内眦（图 3-123）。　　第二步：眶内侧壁凹陷中取穴（图3-124）。

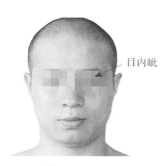

目内眦

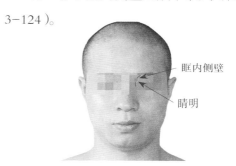

眶内侧壁

晴明

图 3-123　　　　　　　　　　　　　　　图 3-124

2. 攒竹

穴位名解：眉犹竹叶，穴在眉内侧端，喻如新篁攒生，本穴犹竹叶之蒂柄，故名"攒竹"。

标准定位：眉头凹陷中。

穴位配伍：攒竹配头维治头目疼痛。

快速取法：

第一步：找到眉头（图 3-125）。　　第二步：眉头凹陷中取穴（图 3-126）。

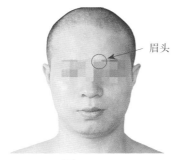

眉头

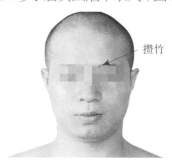

攒竹

图 3-125　　　　　　　　　　　　　　　图 3-126

3. 天柱

穴位名解： 人体以头为天，颈项如其支柱，穴在颈上，故名"天柱"。

标准定位： 后发际正中直上 0.5 寸。旁开 1.3 寸，当斜方肌外缘凹陷中。

穴位配伍： 天柱配后溪治头项强痛。

快速取法：

第一步：找到第 2 颈椎棘突（图 3-127）。

第二步：找到斜方肌外侧缘，外缘取穴（图 3-128）。

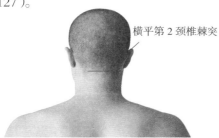

图 3-127

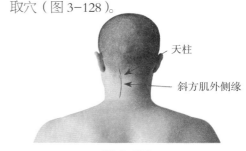

图 3-128

4. 风门

穴位名解： 本穴与督脉之陶道相近，陶道喻其旋转也，凡物体转动，则必生风。风生则大气清凉，正合本穴能治诸般热症之义。本穴内应肺体，为呼吸气息出纳之道路，故名"风门"。

标准定位： 第 2 胸椎棘突下，旁开 1.5 寸。

穴位配伍： 风门配风池治外感风寒。

快速取法：

第一步：找到大椎穴，并沿肩胛内侧缘作 3 寸垂线，与正中线之间作 1.5 寸垂线（图 3-129）。

第二步：找到第 2 胸椎棘突，作水平线，与 1.5 寸垂线交点取穴（图 3-130）。

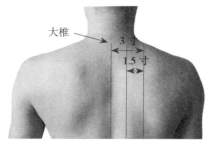

图 3-129

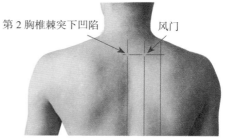

图 3-130

5.肺俞

穴位名解：本穴能通彻肺气，故名"肺俞"。

标准定位：第3胸椎棘突下，旁开1.5寸。

穴位配伍：肺俞配列缺治风寒咳嗽。

快速取法：

第一步：找到大椎穴，并沿肩胛内侧缘作3寸垂线，与正中线之间作1.5寸垂线（图3-131）。

第二步：找到第3胸椎棘突，作水平线，与1.5寸垂线交点取穴（图3-132）。

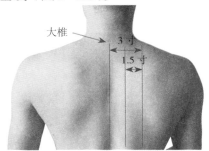

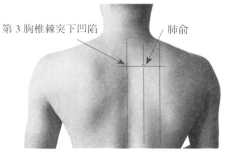

图3-131　　　　　　　　　　　图3-132

6.心俞

穴位名解：本穴与督脉之神道平。心藏神，为心脏之俞，故名"心俞"。

标准定位：第5胸椎棘突下，旁开1.5寸。

穴位配伍：心俞配大椎治癫痫。

快速取法：

第一步：找到大椎穴，并沿肩胛内侧缘作3寸垂线，与正中线之间作1.5寸垂线（图3-133）。

第二步：找到第5胸椎棘突，作水平线，与1.5寸垂线交点取穴（图3-134）。

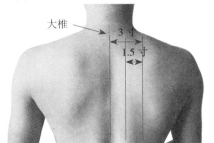

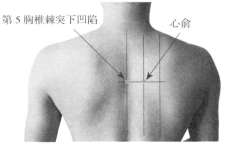

图3-133　　　　　　　　　　　图3-134

7. 膈俞

穴位名解：本穴内应横膈，故名膈俞，又因在第7胸椎棘突下，故又名"七焦之间"。

标准定位：第7胸椎棘突下，旁开1.5寸。

穴位配伍：膈俞配大椎治血虚。

快速取法：

第一步：找到大椎穴，并沿肩胛内侧缘作3寸垂线，与正中线之间作1.5寸垂线（图3-135）。

第二步：找到第7胸椎棘突，作水平线，与1.5寸垂线交点取穴（图3-136）。

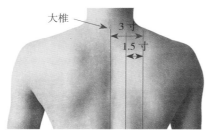

图 3-135

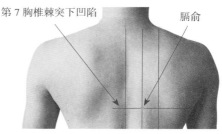

图 3-136

8. 肝俞

穴位名解：肝在膈下，本穴内应肝脏而为之俞，故名"肝俞"。

标准定位：第9胸椎棘突下，旁开1.5寸。

穴位配伍：肝俞配太冲治胁肋疼痛。

快速取法：

第一步：找到大椎穴，并沿肩胛内侧缘作3寸垂线，与正中线之间作1.5寸垂线（图3-137）。

第二步：找到第9胸椎棘突，作水平线，与1.5寸垂线交点取穴（图3-138）。

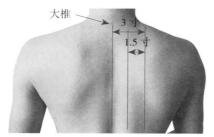

图 3-137

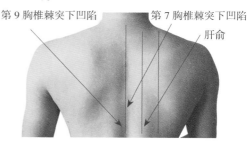

图 3-138

9.胆俞

穴位名解：胆附于肝，本穴内应于胆，而为之俞，故名"胆俞"。

标准定位：第10胸椎棘突下，旁开1.5寸。

穴位配伍：胆俞配日月治胁肋疼痛。

快速取法：

第一步：找到大椎穴，并沿肩胛内侧缘作3寸垂线，与正中线之间作1.5寸垂线（图3-139）。

第二步：找到肩胛下角（平第7胸椎棘突）作水平线，并找到第10胸椎棘突，作水平线，与1.5寸垂线交点取穴（图3-140）。

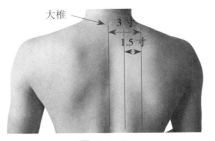

图 3-139

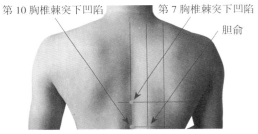

图 3-140

10.脾俞

穴位名解：本穴与脾相应，而为之俞，故名"脾俞"。

标准定位：第11胸椎棘突下，旁开1.5寸。

穴位配伍：脾俞配中脘治呕吐。

快速取法：

第一步：找到肩胛下角（平第7胸椎棘突）作水平线，并找到第11胸椎棘突下凹陷（图3-141）。

第二步：沿肩胛内侧缘作3寸垂线，与正中线之间作1.5寸垂线，第11胸椎棘突下凹陷水平线与1.5寸垂线交点取穴（图3-142）。

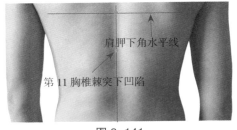

图 3-141

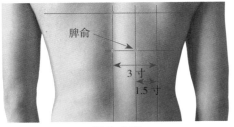

图 3-142

11. 胃俞

穴位名解：本穴与胃相应，而为之俞，故名"胃俞"。

标准定位：第 12 胸椎棘突下，旁开 1.5 寸。

穴位配伍：胃俞配上巨虚治泄泻。

快速取法：

第一步：找到肩胛下角（平第 7 胸椎棘突）作水平线，并找到第 12 胸椎棘突下凹陷（图 3-143）。

第二步：沿肩胛内侧缘作 3 寸垂线，与正中线之间作 1.5 寸垂线，第 12 胸椎棘突下凹陷水平线与 1.5 寸垂线交点取穴（图 3-144）。

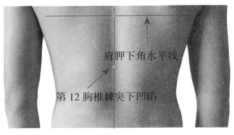

图 3-143

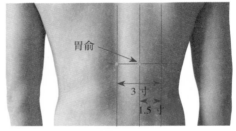

图 3-144

12. 肾俞

穴位名解：本穴与肾脏相应，而为之俞，故名"肾俞"。

标准定位：第 2 腰椎棘突下，旁开 1.5 寸。

穴位配伍：肾俞配气海治滑精。

快速取法：

第一步：找到髂嵴最高点（平第 4 腰椎棘突）并作水平线，并找到第 2 腰椎棘突下凹陷（图 3-145）。

第二步：沿肩胛内侧缘作 3 寸垂线，与正中线之间作 1.5 寸垂线，第 2 腰椎棘突下凹陷水平线与 1.5 寸垂线交点取穴（图 3-146）。

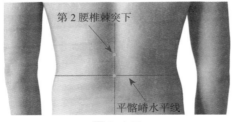

图 3-145

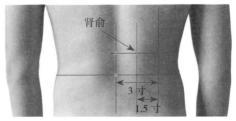

图 3-146

13. 大肠俞

穴位名解：本穴与大肠相应，而为之俞。治肠鸣泻痢、绕脐切痛、腰痛、腹胀、食不化、大小便难。诸症之关于大肠者，皆可取此以舒之，故名"大肠俞"。

标准定位：第 4 腰椎棘突下，旁开 1.5 寸。

穴位配伍：大肠俞配天枢治泄泻。

快速取法：

第一步：找到髂嵴最高点并作水平线（图 3-147）。

第二步：沿肩胛内侧缘作 3 寸垂线，与正中线之间作 1.5 寸垂线，髂嵴水平线与 1.5 寸垂线交点取穴（图 3-148）。

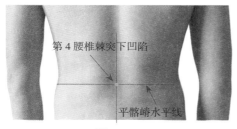

图 3-147

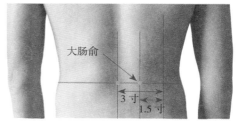

图 3-148

14. 膀胱俞

穴位名解：本穴与膀胱相应，而为之俞，故名"膀胱俞"。

标准定位：第 2 骶椎棘突下，旁开 1.5 寸。

穴位配伍：膀胱俞配三阴交治小便不利。

快速取法：

第一步：找到第 2 骶后孔并作水平线（图 3-149）。

第二步：沿肩胛内侧缘作 3 寸垂线，与正中线之间作 1.5 寸垂线，第 2 骶后孔水平线与 1.5 寸垂线交点取穴（图 3-150）。

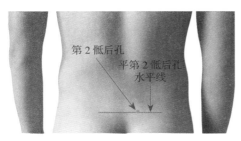

图 3-149

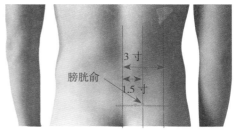

图 3-150

15. 次髎

穴位名解：髎，指骨之郄，本穴当骶骨下第二空，故名"次髎"。

标准定位：第 2 骶后孔中，约当髂后上棘下与督脉的中点。

穴位配伍：次髎配三阴交治月经不调、痛经。

快速取法：

第一步：找到第 2 骶后孔（图 3-151）。

第二步：第 2 骶后孔中取穴（图 3-152）。

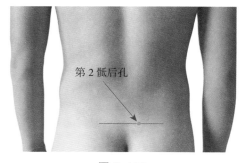

图 3-151

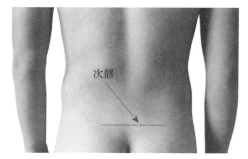

图 3-152

16. 委阳

穴位名解：穴在膝腘横纹外侧端，平于委中。因穴在外侧，故名"委阳"。

标准定位：腘横纹外侧端，股二头肌腱内缘。

穴位配伍：委阳配三阴交治泌尿系感染。

快速取法：

第一步：找到腘横纹和股二头肌腱内侧缘（图 3-153）。

第二步：两者凹陷中取穴（图 3-154）。

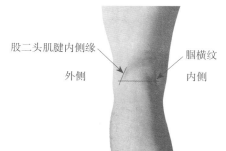

图 3-153

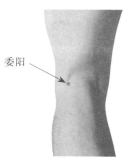

图 3-154

17. 委中

穴位名解： 委，委顿也，又委屈也。猝触此穴，令人下肢委顿，立即跪倒。《灵枢经》谓："委而取之。"更以本穴在膝腘窝正中，委曲之处，故名"委中"。

标准定位： 腘横纹中央。

穴位配伍： 委中配肾俞治腰痛。

快速取法：

第一步：找到腘横纹（图3-155）。

第二步：腘横纹中点取穴（图3-156）。

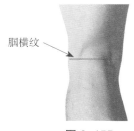

图3-155

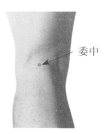

图3-156

18. 膏肓

穴位名解： 上有肺之魄户，下有心之神堂，本穴居二者之间，即医缓所谓肓之上，膏之下也，故名"膏肓"。

标准定位： 第4胸椎棘突下，旁开3寸。

穴位配伍： 膏肓配肺俞治久咳。

快速取法：

第一步：找到大椎穴，并沿肩胛内侧缘作3寸垂线（图3-157）。

第二步：找到第4胸椎棘突，作水平线，与3寸垂线交点取穴（图3-158）。

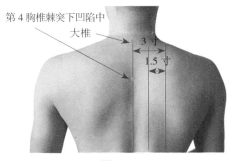

图3-157

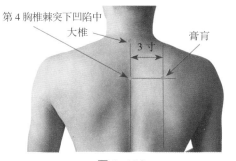

图3-158

19. 志室

穴位名解：本穴与肾俞平。肾属水，水之精为志。《内经》云："肾藏志。"因名之为"志室"。

标准定位：第 2 腰椎棘突下，旁开 3 寸。

穴位配伍：志室配命门治腰痛。

快速取法：

第一步：平髂嵴最高点（平第 4 腰椎棘突）作水平线，并找到第 2 腰椎棘突下凹陷（图 3-159）。

第二步：沿肩胛内侧缘作 3 寸垂线，第 2 腰椎棘突下凹陷水平线与 3 寸垂线交点取穴（图 3-160）。

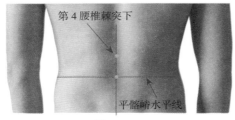

图 3-159

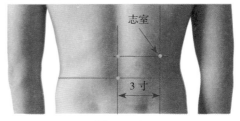

图 3-160

20. 秩边

穴位名解：《诗》云："左右秩秩。"本经诸穴，形势秩秩，有与相同也。本穴当其边际，因名"秩边"。

标准定位：第 4 骶椎棘突下，旁开 3 寸。

穴位配伍：秩边配委中治腰腿痛。

快速取法：

第一步：找到第 4 骶后孔并作水平线（图 3-161）。

第二步：沿肩胛内侧缘作 3 寸垂线，第 4 骶后孔水平线与 3 寸垂线交点取穴（图 3-162）。

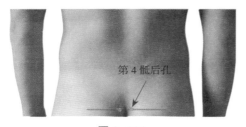

图 3-161

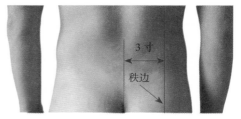

图 3-162

21. 承山

穴位名解： 穴在比目鱼肌合缝处。以承筋之凸，喻山岭之巅，本穴犹在山麓之夹谷，承山巅气势之下行也，故名"承山"。

标准定位： 腓肠肌两肌腹之间的凹陷处。

穴位配伍： 承山配长强治痔疾。

快速取法：

第一步：找到腓肠肌两肌腹（图3-163）。

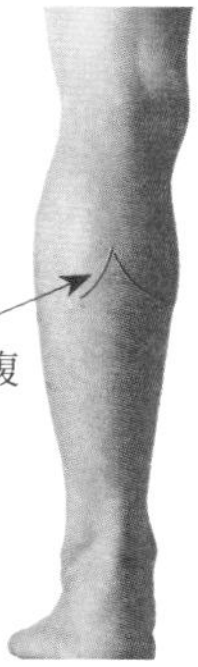

腓肠肌两肌腹

第二步：两肌腹与肌腱交角处取穴（图3-164）。

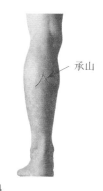

承山

图3-163

图3-164

22. 飞扬

穴位名解： 扬，举也；飞，超翔也。本经之气，由承山横过腿外侧，亦由阴分转阳分也，按本经之气，自委阳而下，所过委中穴位，深如渊涧，合阳、承筋如由巅至麓，承山则山下之夹谷也。委中、承山俱为阴象，迨至本穴则犹出潜飞跃之势，故名"飞扬"。

标准定位： 昆仑穴直上7寸，承山穴外下方1寸处。

穴位配伍： 飞扬配风池治头痛。

快速取法：

第一步：找到腓肠肌外下缘与跟腱移行处并作过昆仑的垂线（图3-165）。

第二步：昆仑上7寸与腓肠肌外下缘交点取穴（图3-166）。

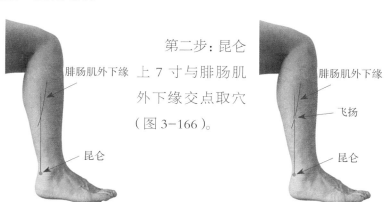

腓肠肌外下缘

昆仑

腓肠肌外下缘

飞扬

昆仑

图3-165

图3-166

23. 昆仑

穴位名解：考足外踝突，较其他踝突为高。古人眼界未宽，以昆仑山为最高山峰，故取之以喻本穴为"昆仑"。

标准定位：外踝高点与跟腱之间凹陷中。

穴位配伍：昆仑配天柱治项强。

快速取法：

第一步：找到外踝与跟腱（图
3–167）。

第二步：两者之间的凹陷中取穴
（图 3–168）。

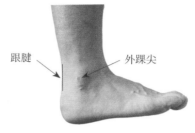

图 3–167

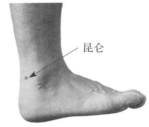

图 3–168

24. 申脉

穴位名解：穴在外踝之下，展足则开，为足关节屈伸着力之处，故名"申脉"。

标准定位：外踝尖下缘凹陷中。

穴位配伍：申脉配后溪治癫狂。

快速取法：

第一步：找到外踝尖和跟骨（图
3–169）。

第二步：两者之间的凹陷中取穴
（图 3–170）。

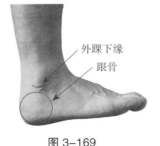

图 3–169

图 3–170

25. 束骨

穴位名解：束，聚也，又缚也，即约束也。足小指本节，曰束骨。其骨并排疏散，可受拘束。因本穴位于束骨之侧，故名"束骨"。

标准定位：第5跖骨小头后缘，赤白肉际。

穴位配伍：束骨配承山治腓肠肌痉挛。

快速取法：

第一步：找到第5跖趾关节和赤白肉际处（图3-171）。

第二步：第5跖趾关节近端取穴（图3-172）。

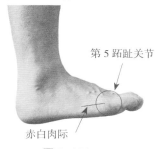

图3-171

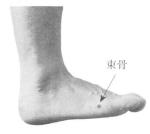

图3-172

26. 至阴

穴位名解：本经自申脉以下，有阳极反阴、动极生静之意，故以"至阴"二字名其末穴。

标准定位：足小指外侧趾甲角旁约0.1寸。

穴位配伍：至阴配三阴交治胎位不正。

快速取法：

第一步：找到第5趾末节外侧，外侧缘与近侧缘作水平线（图3-173）。

第二步：交点取穴（图3-174）。

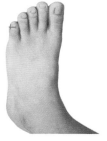

图3-173

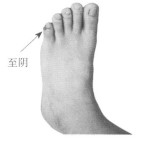

图3-174

八、足少阴肾经

（一）穴位表解（表3-8）

表3-8　足少阴肾经腧穴定位主治表

穴　名	国标代号	定　位	主　治
涌泉*	KI1	在足底部，卷足时足前部凹陷处，约当足底第2、第3趾趾缝纹头端与足跟连线的前1/3与后2/3交点上	①昏厥，中暑，癫狂痫，小儿惊风 ②头痛，头晕，目眩，失眠 ③咳血，咽喉肿痛，喉痹 ④大便难，小便不利 ⑤奔豚气 ⑥足心热 ⑦急救要穴之一
然谷*	KI2	内踝前下方，足舟骨粗隆下方凹陷中	①月经不调，阴挺，阴痒，白浊 ②遗精，阳痿 ③消渴，腹泻，小便不利 ④咳血，咽喉肿痛 ⑤小儿脐风，口噤
太溪*	KI3	内踝后方，当内踝尖与跟腱之间的中点凹陷处	①头痛，目眩，失眠，健忘，咽喉肿痛，齿痛，耳鸣，耳聋 ②咳嗽，气喘，咳血，胸痛 ③消渴，小便频数，便秘 ④月经不调，遗精，阳痿 ⑤腰脊痛，下肢厥冷
大钟*	KI4	内踝后下方，太溪穴下0.5寸稍后，当跟腱附着部的内侧前方凹陷处	①痴呆 ②癃闭，遗尿，便秘 ③月经不调 ④咳血，气喘 ⑤腰脊强痛，足跟痛
水泉	KI5	内踝后下方，当太溪直下1寸，跟骨结节的内侧凹陷处	①月经不调，痛经，经闭，阴挺 ②小便不利

续表 1

穴 名	国标代号	定 位	主 治
照海*	KI6	内踝尖正下缘凹陷处	①失眠，癫痫 ②咽喉干痛，目赤肿痛 ③月经不调，带下，阴挺，小便频数，癃闭
复溜*	KI7	在小腿内侧，太溪直上 2 寸，跟腱的前方	①水肿，汗证 ②腹胀，腹泻 ③腰脊强痛，下肢痿痹
交信	KI8	在小腿内侧，当太溪直上 2 寸，复溜前 0.5 寸，胫骨内侧面的后缘	①月经不调，崩漏，阴挺，阴痒，疝气，五淋 ②腹泻，便秘，痢疾
筑宾	KI9	在小腿内侧，当太溪与阴谷的连线上，太溪上 5 寸，腓肠肌肌腹的内下方	①癫狂 ②疝气 ③呕吐涎沫，吐舌 ④小腿内侧痛
阴谷	KI10	在腘窝内侧，屈膝时，当半腱肌肌腱与半膜肌肌腱之间	①癫狂 ②阳痿，月经不调，崩漏，小便不利 ③膝股内侧痛
横骨	KI11	脐中下 5 寸，前正中线旁开 0.5 寸，耻骨联合上缘	①少腹胀痛 ②小便不利，遗尿，遗精，阳痿 ③疝气
大赫	KI12	脐下 4 寸，前正中线旁开 0.5 寸	遗精，阳痿，阴挺，带下
气穴	KI13	脐下 3 寸，前正中线旁开 0.5 寸	①奔豚气 ②月经不调，带下 ③小便不利 ④腹泻
四满	KI14	脐下 2 寸，前正中线旁开 0.5 寸	①月经不调，崩漏，带下，产后恶露不净 ②遗精，小腹痛 ③脐下积、聚、疝、瘕，水肿

续表 2

穴 名	国标代号	定 位	主 治
中注	KI15	脐下 1 寸，前正中线旁开 0.5 寸	月经不调，腹痛，便秘，腹泻
肓俞	KI16	脐中旁开 0.5 寸	①腹痛，腹胀，腹泻，便秘 ②月经不调 ③疝气
商曲	KI17	脐上 2 寸，前正中线旁开 0.5 寸	胃痛，腹痛，腹胀，腹泻，便秘，腹中积聚
石关	KI18	脐上 3 寸，前正中线旁开 0.5 寸	①胃痛，呕吐，腹痛，腹胀，便秘 ②不孕
阴都	KI19	脐上 4 寸，前正中线旁开 0.5 寸	胃痛，腹胀，便秘
腹通谷	KI20	脐上 5 寸，前正中线旁开 0.5 寸	①腹痛，腹胀，胃痛，呕吐 ②心痛，心悸，胸痛
幽门	KI21	脐上 6 寸，前正中线旁开 0.5 寸	呕吐，腹痛，腹胀，腹泻
步廊	KI22	第 5 肋间隙，前正中线旁开 2 寸	胸痛，咳嗽，气喘，乳痈
神封	KI23	第 4 肋间隙，前正中线旁开 2 寸	胸胁支满，咳嗽，气喘，乳痈
灵墟	KI24	第 3 肋间隙，前正中线旁开 2 寸	胸胁支满，咳嗽，气喘，乳痈
神藏	KI25	第 2 肋间隙，前正中线旁开 2 寸	胸胁支满，咳嗽，气喘，乳痈
彧中	KI26	第 1 肋间隙，前正中线旁开 2 寸	胸胁支满，咳嗽，气喘
俞府*	KI27	锁骨下缘，前正中线旁开 2 寸	咳嗽，气喘，胸痛

肾经经穴主治病症：月经不调、崩漏、带下、产后恶露不净、阴挺、阴痒、白浊、遗精、阳痿、腰脊强痛、足跟痛、腹痛腹胀、咽喉肿痛、齿痛、耳鸣耳聋、胃痛、呕吐、心痛、心悸、胸痛、胸胁支满、咳嗽、气喘、乳痈、小腿内侧痛、膝股内侧痛等症。

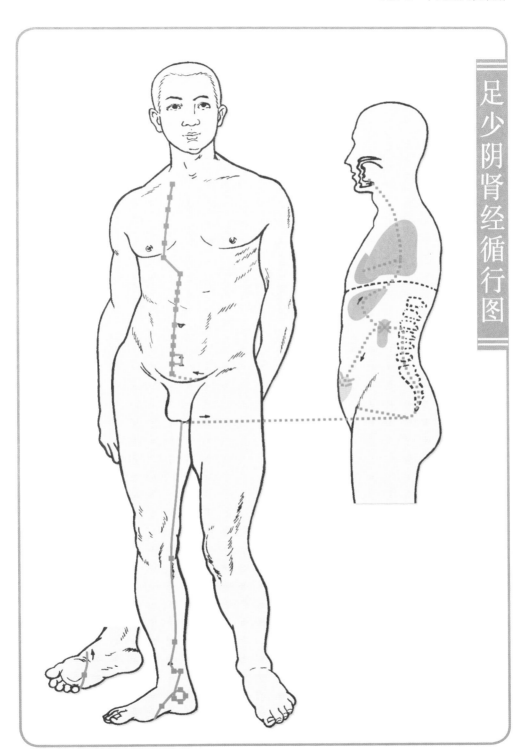

足少阴肾经循行图

足少阴肾经穴位图

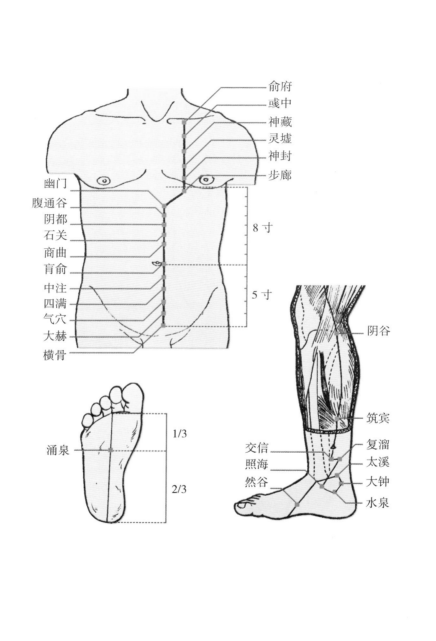

俞府
彧中
神藏
灵墟
神封
步廊

幽门
腹通谷
阴都
石关
商曲
肓俞
中注
四满
气穴
大赫
横骨

8 寸

5 寸

阴谷

筑宾

交信
照海
然谷

复溜
太溪
大钟
水泉

涌泉

1/3

2/3

（二）常用穴位快速定位

1. 涌泉

穴位名解：肾出于涌泉，于泉者足心也。张隐庵注："地下之水泉，天一之所生也。故少阴所出，名曰涌泉。"

标准定位：在足底部，卷足时足前部凹陷处，约位于足底第 2、第 3 趾趾缝纹头端与足跟连线的前 1/3 与后 2/3 交点上。

穴位配伍：涌泉配水沟治昏厥。

快速取法：

第一步：作第 2、第 3 足趾趾蹼缘与足跟的连线（图 3-175）。

第二步：取连线的前 1/3 与后 2/3 的交点的凹陷中即为涌泉穴（图 3-176）。

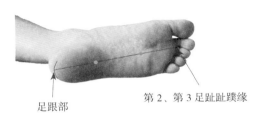

足跟部　　第 2、第 3 足趾趾蹼缘

图 3-175

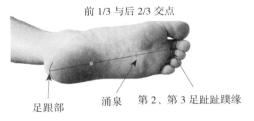

前 1/3 与后 2/3 交点

足跟部　涌泉　第 2、第 3 足趾趾蹼缘

图 3-176

简易取穴：屈足卷趾时足心凹陷中（图 3-177）。

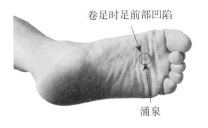

卷足时足前部凹陷

涌泉

图 3-177

2. 然谷

穴位名解："然谷，然骨之下者也。"谷而得然，犹龙雷之火出于渊也。养生家谓水中有真火，今学者谓地心有真热。观本穴所治，凡肾火衰微所生种种弱症，刺此穴俾以发动内热也，故名"然谷"。

标准定位： 内踝前下方，足舟骨粗隆下方凹陷中。

穴位配伍： 然谷配三阴交治月经不调。

快速取法：

第一步：找到足舟骨粗隆（图 3-178）。

第二步：足舟骨粗隆的前下方赤白肉际处即为然谷穴（图 3-179）。

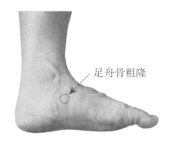

足舟骨粗隆

图 3-178

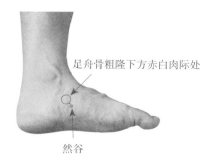

足舟骨粗隆下方赤白肉际处

然谷

图 3-179

3. 太溪

穴位名解： 太溪犹溪涧之溪也。且本穴居于内踝之后，凹隙大深之处，故名"太溪"。考人身最深莫过于肾，本穴由足下通之，亦太溪之意也。

标准定位： 内踝后方，当内踝尖与跟腱之间的中点凹陷处。

穴位配伍： 太溪配大陵治失眠。

快速取法：

第一步：找到内踝尖与跟腱（图 3-180）。

第二步：内踝尖与跟腱之间的凹陷中即为太溪穴（图 3-181）。

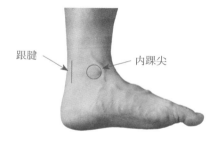

跟腱　内踝尖

图 3-180

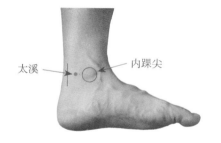

太溪　内踝尖

图 3-181

4. 大钟

穴位名解： 天之所赋曰钟。肾主先天，即人之全体精英之聚也，故名"大钟"。

标准定位： 内踝后下方，太溪穴下 0.5 寸稍后，当跟腱附着部的内侧前方凹陷处。

穴位配伍： 大钟配孔最治咳血。

快速取法：

第一步：找到内踝与跟腱附着于跟骨的部位（图 3-182）。

第二步：内踝后下方，跟腱附着部前缘的凹陷中即为大钟穴（图 3-183）。

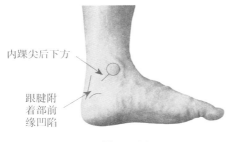

图 3-182

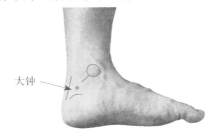

图 3-183

5. 照海

穴位名解： 江海为百谷之王、水泉虽迁，终归于海。所云"照"者，因肾为水火之脏，又古说：水中有火，故名"照海"。

标准定位： 内踝尖正下方凹陷处。

穴位配伍： 照海配列缺治咽喉肿痛。

快速取法：

第一步：找到内踝尖，向下引一垂线（图 3-184）。

第二步：内踝尖下 1 寸处即为照海穴（图 3-185）。

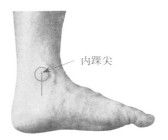

图 3-184

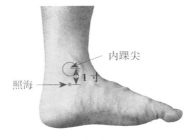

图 3-185

6. 复溜

穴位名解：复，往来也。即《易》之"返复其道也"。溜，顺适也。水以直流顺适为正。钱江有回澜，海有潮汐，岂水之真性哉。但回波溯流，不离渠道，进退消长，本乎自然。本经之脉，循内踝之后，由照海上太谿。别跟中，由大钟而水泉，以合于照海也。及其合照海之后，循经上踹内，复合其直流之正，故名"复溜"。

标准定位：在小腿内侧，太溪直上 2 寸，跟腱的前方。

穴位配伍：复溜配合谷治汗出不止。

快速取法：

第一步：找到内踝尖与跟腱（图 3-186）。

第二步：跟腱的前缘，内踝尖上 2 寸即为复溜穴（图 3-187）。

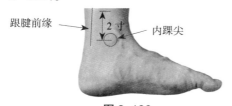

图 3-186

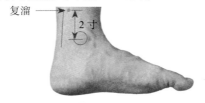

图 3-187

7. 俞府

穴位名解：俞，输也；府，内也。本穴平任脉之璇玑。璇玑具转动灵活之意。本穴借血气灵运，而促本经之气，输之内府，故名"俞府"。

标准定位：锁骨下缘，前正中线旁开 2 寸。

穴位配伍：俞府配肺俞治咳嗽痰多。

快速取法：

第一步：找到锁骨（图 3-188）。

第二步：在锁骨下缘，前正中线旁开 2 寸（根据前正中线距乳头为 4 寸取一半）即为俞府穴（图 3-189）。

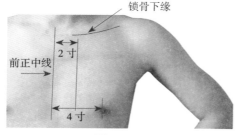

图 3-188

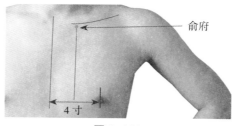

图 3-189

九、手厥阴心包经

（一）穴位表解（表 3-9）

表 3-9　手厥阴心包经腧穴定位主治图

穴　名	国标代号	定　位	主　治
天池*	PC1	胸部，在第 4 肋间隙，乳头外 1 寸，前正中线旁开 5 寸	①乳痈，乳少 ②咳嗽，气喘，胁肋疼痛 ③瘰疬
天泉	PC2	臂内侧，当腋前纹头下 2 寸，肱二头肌的长、短头之间	①心痛，咳嗽，胸胁胀满 ②胸背及上臂内侧痛
曲泽*	PC3	在肘横纹中，当肱二头肌腱的尺侧缘凹陷中	①心痛，心悸，善惊 ②胃痛，呕吐，泄泻 ③热病，中暑 ④肘臂挛痛
郄门	PC4	在前臂掌侧，当曲泽与大陵连线上，腕横纹上 5 寸，掌长肌腱与桡侧腕屈肌腱之间	①心痛，心悸，心烦胸痛 ②咳血，呕血，衄血 ③疔疮 ④癫痫
间使*	PC5	在前臂掌侧，当曲泽与大陵连线上，腕横纹上 3 寸，掌长肌腱与桡侧腕屈肌腱之间	①心痛，心悸 ②胃痛，呕吐 ③热病，疟疾 ④癫狂痫 ⑤肘臂挛痛
内关*	PC6	在前臂掌侧，当曲泽与大陵连线上，腕横纹上 2 寸，掌长肌腱与桡侧腕屈肌腱之间	①心痛，心悸，胸闷 ②胃痛，呕吐，呃逆 ③胁痛，胁下痞块，肘臂挛痛 ④中风，不寐，眩晕，郁病，癫狂痫
大陵*	PC7	在腕掌横纹中点处，掌长肌腱与桡侧腕屈肌腱之间	①心痛，心悸，胸胁胀痛 ②胃痛，呕吐 ③喜笑悲恐，癫狂病 ④手臂挛痛

续表

穴 名	国标代号	定 位	主 治
劳宫*	PC8	在手掌心，当第2、第3掌骨之间偏于第3掌骨，握拳屈指中指尖处	①中风昏迷，中暑 ②心痛，心烦 ③口臭，口疮 ④鹅掌风
中冲*	PC9	手中指末节尖端中央	①中风昏迷，舌强不语，中暑，昏厥，小儿惊风 ②高热

心包经经穴主治病症：胸闷、心悸、心烦、神昏、谵语、癫狂、胃痛、呕吐、呃逆、中暑、疟疾、面赤、目黄、胸胁胀满、腋肿、肘臂拘急、掌心发热等症。

（二）常用穴位快速定位

1. 天池

穴位名解：乳房为储藏乳汁之所，故喻之为"池"。因其在胸，故名"天池"。

标准定位：胸部，在第4肋间隙，乳头外1寸，前正中线旁开5寸。

穴位配伍：天池配少泽治乳痈、乳少。

快速取法：

第一步：在胸部，找到第4肋间隙（图3-190）。

第二步：第4肋间隙，前正中线旁开5寸即为天池穴（图3-191）。

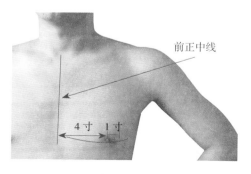

图3-190

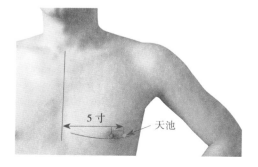

图3-191

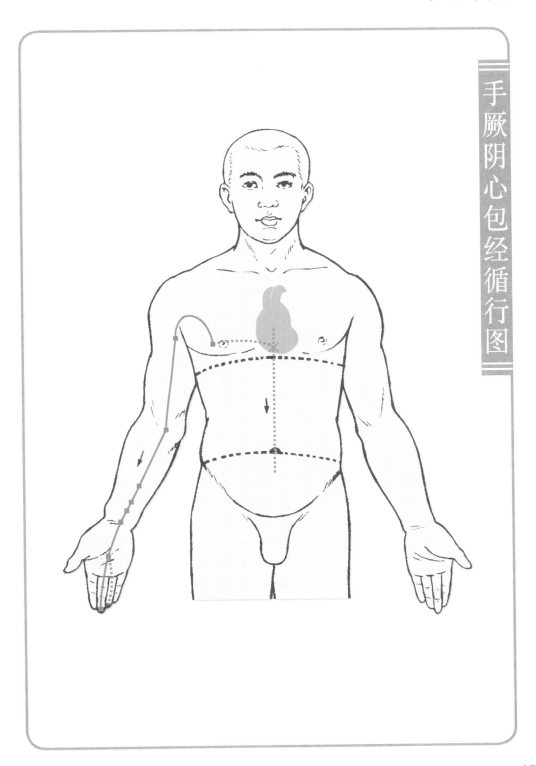

手厥阴心包经循行图

手厥阴心包经穴位图

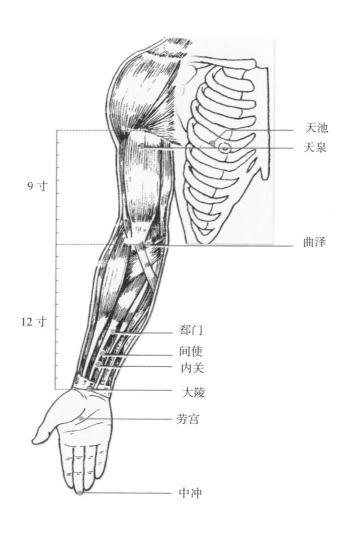

天池

天泉

曲泽

郄门

间使

内关

大陵

劳宫

中冲

9寸

12寸

2. 曲泽

穴位名解：穴在曲肘横纹正中凹陷处。因平于曲池及尺泽，故名"曲泽"。

标准定位：在肘横纹中，当肱二头肌腱的尺侧缘凹陷中。

穴位配伍：曲泽配内关治呕吐。

快速取法：

第一步：在肘部，找到肘横纹及肱二头肌腱（图 3-192 ）。

第二步：肘横纹上，肱二头肌腱的尺侧缘凹陷中即为曲泽穴（图 3-193 ）。

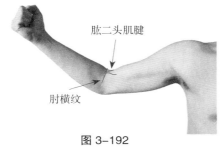

肱二头肌腱

肘横纹

图 3-192

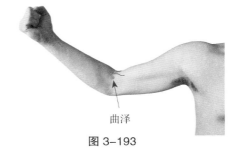

曲泽

图 3-193

3. 间使

穴位名解：间，夹隙中也，又间隔也；使，使令，又治事也。《内经》："心包为臣使之官"，与膻中之称"臣使"小异。张隐庵谓："心主血，心包主脉，君相之相合。……间使者，君相兼行之使道也。"

标准定位：在前臂掌侧，当曲泽与大陵连线上，腕横纹上 3 寸，掌长肌腱与桡侧腕屈肌腱之间。

穴位配伍：间使配合谷治癫狂。

快速取法：

第一步：找到桡侧腕屈肌腱、掌长肌腱、肘横纹和腕掌侧远端横纹（图3-194 ）。

第二步：取腕横纹上 3 寸（肘横纹至腕掌侧远端横纹为 12 寸，图3-195 ）。

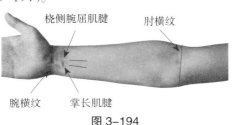

桡侧腕屈肌腱　　肘横纹

腕横纹　　掌长肌腱

图 3-194

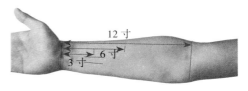

12 寸

6寸

3寸

图 3-195

第三步：腕掌侧远端横纹上 3 寸，桡侧腕屈肌腱和掌长肌腱之间即为间使穴
（图 3–196）。

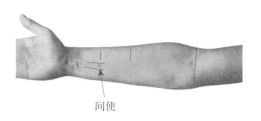

间使

图 3–196

4. 内关

穴位名解：《灵枢·终始篇》云："阴溢为内关。内关不通，死不治。"按症之
内关者，即内格也。即溢阴上犯症也。盖以阴气闭塞于内，不与外阳协调，致阴
气逆行上犯，而为胸中各病，本穴可以治之，故名之为"内关"。犹内藏之关隘
也。

标准定位：在前臂掌侧，当曲泽与大陵连线上，腕横纹上 2 寸，掌长肌腱与
桡侧腕屈肌腱之间。

穴位配伍：内关配神门治失眠。

快速取法：

第一步：找到桡侧腕屈肌腱、掌长
肌腱、肘横纹和腕掌侧远端横纹（图
3–197）。

第二步：取腕横纹上 3 寸（肘
横纹至腕掌侧远端横纹为 12 寸，图
3–198）。

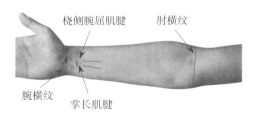

桡侧腕屈肌腱　　肘横纹

腕横纹　　掌长肌腱

图 3–197

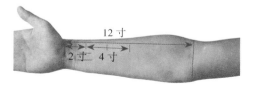

12 寸

2 寸　4 寸

图 3–198

第三步:腕掌侧远端横纹上 2 寸,桡侧腕屈肌腱和掌长肌腱之间即为内关穴(图 3–199)。

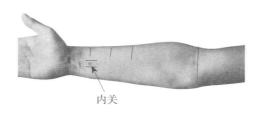

内关

图 3–199

5. 大陵

穴位名解:大阜曰陵,古代帝王葬处曰陵。尊称其死曰寝息,诶其墓曰寝宫,诶其葬仪曰奉安。总之,即长眠安息也。刺此穴可使人寐。穴在掌根阜起处,亦陵丘之象也,故名"大陵"。

标准定位:在腕掌横纹中点处,掌长肌腱与桡侧腕屈肌腱之间。

穴位配位:大陵配内关治心胸痛。

快速取法:

第一步:在腕前区,找到桡侧腕屈肌腱和掌长肌腱及腕掌侧远端横纹(图 3–200)。

第二步:在腕掌侧远端横纹上,桡侧腕屈肌腱和掌长肌腱之间即为大陵穴(图 3–201)。

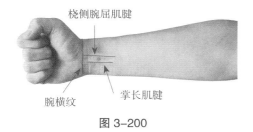

桡侧腕屈肌腱

腕横纹   掌长肌腱

图 3–200

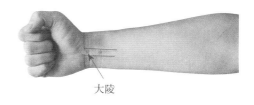

大陵

图 3–201

6. 劳宫

穴位名解:劳,操作也;宫,中室也。手任劳作,穴在掌心,因名"劳宫"。

标准定位:在手掌心,当第2、第3掌骨之间偏于第3掌骨,握拳屈指中指尖处。

穴位配位:劳宫配十宣治中暑昏迷。

快速取法：

第一步：在手掌区，找到第 2、第
3 掌骨（图 3-202）。

第二步：第 2、第 3 掌骨之间偏于
第 3 掌骨即为劳宫穴（图 3-203）。

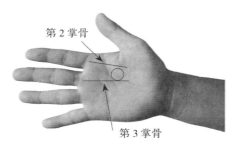

图 3-202

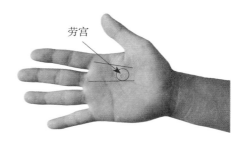

图 3-203

简易取穴法：握拳屈指时，中指尖点到处即为劳宫穴（图 3-204）。

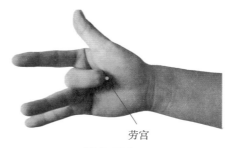

图 3-204

7. 中冲

穴位名解：本经之气，中道而行，直达手中指之端，故名"中冲"。

标准定位：手中指末节尖端中央。

穴位配伍：中冲配水沟治中风昏迷、舌强不语。

快速取法：在中指尖，中指末端最高点即为中冲穴（图 3-205）。

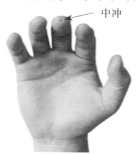

图 3-205

十、手少阳三焦经

（一）穴位表解（表 3-10）

表 3-10 手少阳三焦经腧穴定位主治表

穴 名	国标代号	定 位	主 治
关冲*	SJ1	环指末节尺侧，距指甲角 0.1 寸	①头痛，目赤，咽喉痛，耳鸣，耳聋，舌强 ②热病，中暑
液门	SJ2	在手背部，当第 4、第 5 指间，指蹼缘上方赤白肉际处	①手背痛，上肢及手指屈伸不利，麻木疼痛 ②头痛，咽喉肿痛，目赤，热病 ③疟疾
中渚*	SJ3	在手背部，当第 4 掌指关节后方，第 4、第 5 掌骨间凹陷处	①手指屈伸不利，肩背肘臂痛 ②头痛，耳鸣，耳聋，耳痛，目赤，咽喉肿痛 ③热病，疟疾
阳池*	SJ4	在腕背横纹中，当指总伸肌腱的尺侧缘凹陷处	①手指屈伸不利，麻木，疼痛，腕痛，肘臂痉挛 ②耳聋，目赤肿痛，咽喉肿痛，头痛 ③消渴
外关*	SJ5	在前臂背侧，当阳池与肘尖的连线上，腕背横纹上 2 寸，尺骨与桡骨之间	①耳鸣，耳聋，耳痛，目赤肿痛，目生翳膜，目眩，咽喉肿痛，口噤，口㖞，齿痛，面瘫 ②头痛，肩颈背痛，胁痛，上肢痹痛 ③热病，疟疾，伤风感冒

续表1

穴　名	国标代号	定　位	主　治
支沟*	SJ6	在前臂背侧，当阳池与肘尖的连线上，腕背横纹上3寸，尺骨与桡骨之间	①便秘，热病 ②耳鸣，耳聋，咽喉肿痛，暴喑，头痛 ③肘臂痛，胁肋痛，落枕，手指震颤
会宗	SJ7	在前臂背侧，当腕背横纹上3寸，支沟尺侧，尺骨的桡侧缘	①耳鸣，耳聋 ②上肢痹痛，胸胁痛，头痛 ③癫痫
三阳络	SJ8	在前臂背侧，当腕背横纹上4寸，尺骨与桡骨之间	①上肢痹痛 ②耳聋，暴喑，齿痛
四渎	SJ9	在前臂背侧，当阳池与肘尖的连线上，肘尖下5寸，尺骨与桡骨之间	①前臂痛，偏头痛，面瘫 ②耳聋，暴喑，齿痛，咽喉肿痛
天井	SJ10	在臂外侧，屈肘时，当肘尖直上1寸凹陷处	①肘臂痛，偏头痛 ②瘰疬，瘿气 ③癫狂，癫痫，善惊 ④耳鸣，耳聋
清冷渊	SJ11	在臂外侧，屈肘，当肘尖直上2寸，即天井上1寸	①肩臂疼痛，项背强痛，头痛 ②胁痛，目痛，黄疸
消泺	SJ12	在臂外侧，当清冷渊与臑会连线的中点处	①上肢痹痛 ②头痛，颈项强痛，齿痛
臑会	SJ13	在臂外侧，当肘尖与肩髎的连线上，肩髎穴下3寸，三角肌的后下缘	①上肢痹痛，项背强痛，头痛 ②瘿气，瘰疬
肩髎*	SJ14	在肩部，肩髃后方，当臂外展时，于肩峰后下方呈现凹陷处	①肩膀挛痛，不遂 ②风疹
天髎	SJ15	在肩胛部，肩井与曲垣的中间，当肩胛骨上角凹陷处	①肩臂痹痛 ②颈项强痛

续表 2

穴　名	国标代号	定　位	主　治
天牖	SJ16	在乳突的后方直下，平下颌角，胸锁乳突肌的后缘	①头痛，项强，面肿，目痛，耳鸣，耳聋，喉痹 ②瘰疬
翳风 *	SJ17	在耳垂后方，当乳突与下颌角之间的凹陷处	①耳鸣，耳聋，聤耳 ②口㖞，牙关紧闭，齿痛 ③瘰疬，颊肿
瘈脉	SJ18	在乳突中央，当角孙至翳风之间，沿耳轮连线的下 1/3 与上 2/3 的交点处	①耳鸣，耳聋 ②头痛 ③小儿惊风，癫痫
颅息	SJ19	在耳后，当角孙与翳风之间，沿耳轮连线的上 1/3 与下 2/3 的交点处	①耳鸣，耳聋 ②头痛 ③小儿惊风，癫痫
角孙	SJ20	在侧头部，折耳郭向前，当耳尖直上入发际处	①耳部肿痛，耳聋，痄腮，齿痛，颊肿，目赤肿痛，视物不明，目翳 ②偏头痛，项强
耳门 *	SJ21	在耳屏上切迹的前方，下颌骨髁突后缘，张口有凹陷处	①耳鸣，耳聋，聤耳 ②面痛，齿痛，牙关拘急，口㖞
耳和髎	SJ22	在侧头部，当鬓发后缘，平耳郭根的前方，颞浅动脉的后缘	①耳鸣 ②头痛，颌痛，齿痛，牙关拘急，口㖞
丝竹空 *	SJ23	在眉梢凹陷处	①头痛，目眩，癫痫，牙关紧闭，口㖞，面瘫，齿痛 ②目赤肿痛，视物不清

三焦经经穴主治病症：腹胀，水肿，遗尿，小便不利，目赤肿痛，视物不清，耳鸣，耳聋，聤耳，面颊肿痛，咽喉肿痛，耳后、肩、臂、肘部外侧疼痛、拘急、麻木等病症。

手少阳三焦经循行图

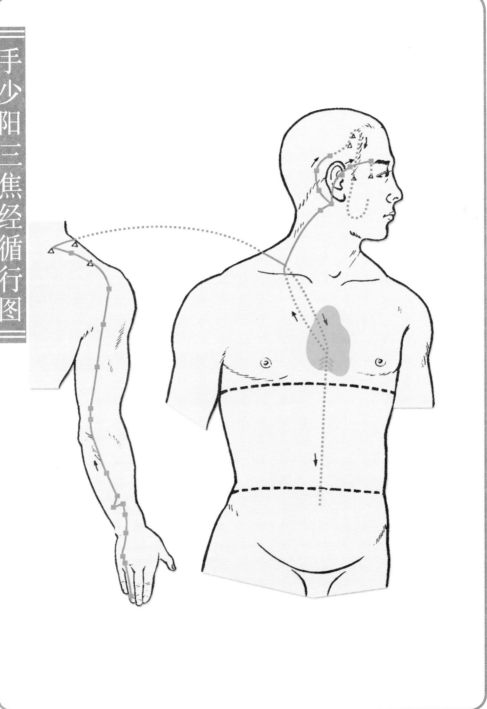

手少阳三焦经穴位图

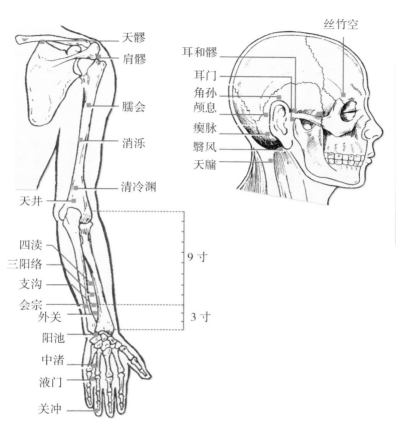

天髎
肩髎
臑会
消泺
清冷渊
天井
四渎
三阳络
支沟
会宗
外关
阳池
中渚
液门
关冲

9寸

3寸

丝竹空
耳和髎
耳门
角孙
颅息
瘈脉
翳风
天牖

（二）常用穴位快速定位

1. 关冲

穴位名解： 穴在少冲，中冲之间。故亦名之以"冲"，而曰"关冲"。意其与内关、外关通也。

标准定位： 环指末节尺侧，距指甲角 0.1 寸。

穴位配伍： 关冲配水沟治中暑。

快速取法：

第一步：平第 4 指指甲尺侧缘和后缘作直线（图 3-206）。

第二步：两线交点即为关冲穴（图 3-207）。

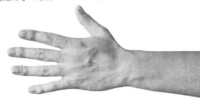

图 3-206

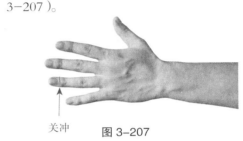

关冲　图 3-207

2. 中渚

穴位名解： 渚者，水歧也，又小沙洲也。本穴在小指、次指掌骨间。循手少阳之脉，由关冲通此而走于阳池，犹水淹饶洲而成渚也。手三阳之脉，顺行手背，而本经居手三阳之中间，故名为"中渚"。

标准定位： 在手背部，当第 4 掌指关节后方，第 4、第 5 掌骨间凹陷处。

穴位配伍： 中渚配外关治手指不能屈伸。

快速取法：

第一步：找到第 4、第 5 掌骨及第 4 掌指关节（图 3-208）。

第二步：在第 4、第 5 掌骨之间，第 4 掌指关节近端凹陷中即为中渚穴（图 3-209）。

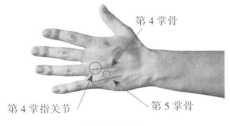

第 4 掌骨

第 4 掌指关节　　第 5 掌骨

图 3-208

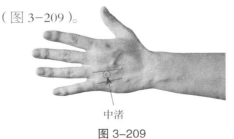

中渚　图 3-209

3. 阳池

穴位名解：本穴在腕关节阳侧正中陷中。承中渚之气，而停潴之，因名"阳池"。

标准定位：在腕背横纹中，当指总伸肌腱的尺侧缘凹陷中。

穴位配伍：阳池配少商治咽喉肿痛。

快速取法：

第一步：找到腕背侧远端横纹和指总伸肌腱（图3-210）。

第二步：在腕背侧远端横纹上，指总伸肌腱的尺侧缘凹陷中即是阳池穴（图3-211）。

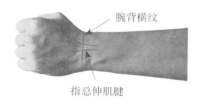

图3-210

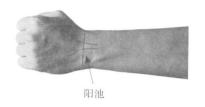

图3-211

4. 外关

穴位名解：本穴与内关相对，因名"外关"。

标准定位：在前臂背侧，当阳池与肘尖的连线上，腕背横纹上2寸，尺骨与桡骨之间。

穴位配伍：外关配阳池治手指疼痛。

快速取法：

第一步：找到腕背侧远端横纹和肘横纹，距离12寸（图3-212）。

第二步：找到尺骨与桡骨（图3-213）。

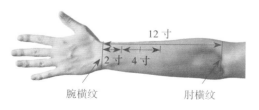

图3-212

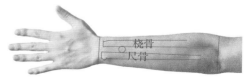

图3-213

第三步：腕背侧远端横纹上 2 寸，尺骨与桡骨之间即是外关穴（图 3-214）。

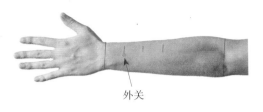

外关

图 3-214

5. 支沟

穴位名解：本穴在尺桡二骨夹隙中，喻犹上肢之沟渠也，故名"支沟"。

标准定位：在前臂背侧，当阳池与肘尖的连线上，腕背横纹上 3 寸，尺骨与桡骨之间。

穴位配伍：支沟配天枢治便秘。

快速取法：

第一步：找到腕背侧远端横纹和肘横纹，距离 12 寸（图 3-215）。

第二步：找到尺骨与桡骨（图 3-216）。

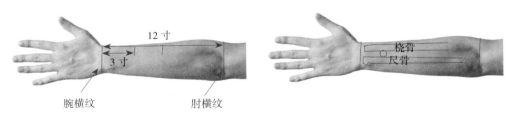

12 寸

3 寸

腕横纹　　　　　　肘横纹

图 3-215

桡骨
尺骨

图 3-216

第三步：腕背侧远端横纹上 3 寸，尺骨与桡骨之间即是支沟穴（图 3-217）。

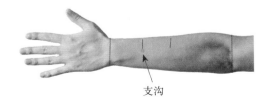

支沟

图 3-217

6. 肩髎

穴位名解：穴在肩后髎隙间，因名"肩髎"。

标准定位：在肩部，肩髃后方，当臂外展时，于肩峰后下方呈现凹陷处。

穴位配伍：肩髎配肩髃治肩臂疼痛。

快速取法：

第一步：找到肩峰角与肱骨大结节（图 3-218）。　　第二步：两者之间的凹陷中即为肩髎穴（图 3-219）。

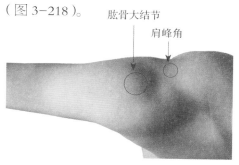

图 3-218

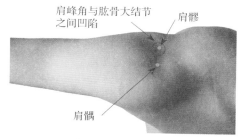

图 3-219

7. 翳风

穴位名解：穴在耳后陷中，四周隆起，且平近风池。能治风症，故名"翳风"。

标准定位：在耳垂后方，当乳突与下颌角之间的凹陷处。

穴位配伍：翳风配听宫、听会治耳鸣、耳聋。

快速取法：

第一步：找到乳突与耳垂（图 3-220）。　　第二步：耳垂后方，乳突的前下方凹陷中即为翳风穴（图 3-221）。

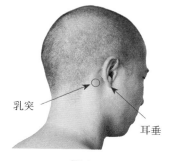

图 3-220

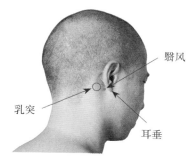

图 3-221

8. 耳门

穴位名解：穴在耳前上切迹微前陷中，本经支线从耳后入耳中，由本穴出走耳前，故名"耳门"。

标准定位：在耳屏上切迹的前方，下颌骨髁状突后缘，张口有凹陷处。

穴位配伍：耳门配颊车治牙痛。

快速取法：

第一步：找到耳屏上切迹与下颌骨髁状突（图3-222）。

第二步：两者之间的凹陷中即为耳门穴（图3-223）。

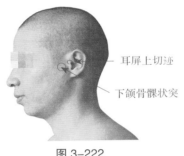

耳屏上切迹

下颌骨髁状突

图 3-222

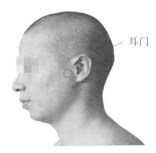

耳门

图 3-223

9. 丝竹空

穴位名解：丝，细络也；空，孔窍也。眉犹竹叶。本穴在眉梢外侧端，穴下孔窍，细络旁通，故名"丝竹空"。

标准定位：在眉梢凹陷处。

穴位配伍：丝竹空配太阳治偏头痛。

快速取法：第一步：在面部，眉梢凹陷中即为丝竹空穴（图3-224）。

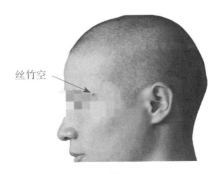

丝竹空

图 3-224

十一、足少阳胆经

（一）穴位表解（表 3-11）

表 3-11　足少阳胆经腧穴定位穴位表

穴　名	国标代号	定　位	主　治
瞳子髎*	GB1	在面部，目外眦旁，当眶外侧缘凹陷处	①头痛，三叉神经痛 ②目痛，目赤，角膜炎等眼疾 ③口喝
听会*	GB2	在面部，当耳屏间切迹的前方，下颌骨髁状突的后缘，张口有凹陷处	①耳鸣，耳聋，聤耳 ②口喝，齿痛 ③下颌关节炎
上关	GB3	在耳前，下关直上，当颧弓的上缘凹陷处	①偏头痛，耳鸣，聤耳，面痛，面神经瘫痪，齿痛等头面五官疾病 ②惊痫，瘈疭
颔厌	GB4	在头部鬓发上，当头维与曲鬓弧形连线的上 1/4 与下 3/4 交点处	①偏头痛，神经性头痛，目外眦痛，鼻炎，耳鸣，齿痛等头面五官疾病 ②眩晕 ③癫痫，瘈疭
悬颅	GB5	在头部鬓发上，当头维与曲鬓弧形连线的中点处	偏头痛，面肿，目外眦痛，齿龋等头面五官疾病
悬厘	GB6	在头部鬓发上，当头维与曲鬓弧形连线的上 3/4 与下 1/4 交点处	偏头痛，面肿，目外眦痛，耳鸣，上齿痛等头面五官疾病
曲鬓	GB7	在头部，当耳前鬓角发际后缘的垂线与角孙穴水平线交点处	①偏头痛，目赤肿痛，暴喑 ②项强，颈颔肿
率谷	GB8	在头部，当耳尖直上入发际 1.5 寸	①偏头痛，目痛 ②眩晕 ③烦满，呕吐 ④小儿惊风
天冲	GB9	在头部，当耳根后缘直上入发际 2 寸，率谷后 0.5 寸处	①头痛，齿龈肿痛 ②瘿气 ③癫痫

续表1

穴 名	国标代号	定 位	主 治
浮白	GB10	在头部，天冲与完骨的弧形连线的中 1/3 与上 1/3 交点处	①头痛，耳鸣，齿痛等头面五官疾病 ②颈项强痛
头窍阴	GB11	在头部，天冲与完骨的中 1/3 与下 1/3 交点处	①头痛，耳鸣，耳聋 ②颈项强痛 ③瘿气
完骨	GB12	在头部，当耳后乳突的后下方凹陷处	①头痛，面神经麻痹 ②颈项强痛 ③颊肿，喉痹，腮腺炎
本神	GB13	在头部，当前发际上 0.5 寸，神庭旁开 3 寸，神庭与头维连线的内 2/3 与外 1/3 的交点处	①头痛，目眩 ②颈项强痛 ③神志病
阳白*	GB14	在前额部，目正视，瞳孔直上，眉上 1 寸	①头痛 ②目赤肿痛，眶上神经痛，眼睑下垂等眼疾 ③口眼㖞斜
头临泣*	GB15	在头部，目正视，瞳孔直上，入前发际 0.5 寸，当神庭与头维连线的中点处	①头痛 ②目痛，目翳
目窗	GB16	在头部，当前发际上 1.5 寸，头正中线旁开 2.25 寸	①头痛，神经性头痛 ②目眩，目痛，结膜炎
正营	GB17	在头部，当前发际上 2.5 寸，头正中线旁开 2.25 寸	①偏头痛，目眩，视神经萎缩，齿痛 ②呕吐 ③三叉神经痛
承灵	GB18	在头部，当前发际上 4 寸，头正中线旁开 2.25 寸	①头痛，目眩 ②眩晕 ③咳嗽，支气管炎
脑空	GB19	在头部，当枕外隆凸的上缘外侧，头正中线旁开 2.25 寸，平脑户穴	①头痛，目赤肿痛，青光眼 ②颈项强痛，肩颈部痉挛

续表 2

穴　名	国标代号	定　位	主　治
风池 *	GB20	在项部，当枕骨之下，与风府相平，胸锁乳突肌与斜方肌上端之间的凹陷中，平风府穴	①头痛，目眩，视神经萎缩 ②颈项强痛 ③中风，高血压，脑动脉硬化 ④难产 ⑤疝气
肩井 *	GB21	在肩上，前直乳中，当大椎与肩峰端连线的中点上	①肩臂背痛 ②乳痛，难产，功能性子宫出血等妇科疾病 ③中风
渊腋	GB22	在侧胸部，当腋中线上，腋下 3寸，第 4 肋间隙中	①肩臂痛 ②腋下肿，胸胁满痛
辄筋	GB23	在侧胸部，渊腋前 1 寸，平乳头，第 4 肋间隙中	①肩臂痛 ②腋下肿 ③呕吐，胃炎 ④肋间神经痛
日月 *	GB24	在上腹部，当乳头直下，前正中线旁开 4 寸，第 7 肋间隙中	①腋下肿 ②呕吐，胃脘痛 ③黄疸，胆囊炎
京门	GB25	在侧腰部，章门后 1.8 寸，当第 12 肋骨游离端的下方	①胁痛，腰痛 ②小便不利 ③肾炎 ④高血压
带脉 *	GB26	在侧腹部，章门下 1.8 寸，当第 11 肋骨游离端下方垂线与脐水平线的交点上	①腹痛 ②月经不调，带下，盆腔炎等妇科疾病 ③带状疱疹
五枢	GB27	在侧腹部，当髂前上棘的前方，横平脐下 3 寸处	①少腹痛 ②阴挺 ③便秘

续表3

穴 名	国标代号	定 位	主 治
维道	GB28	在侧腹部，当髂前上棘的前下方，五枢前 0.5 寸	①少腹痛，腰胯痛 ②月经不调
居髎	GB29	在髋部，当髂前上棘与股骨大转子最凸点连线的中点处	①腰腿痹痛，足痿，瘫痪； ②月经不调
环跳*	GB30	在股外侧部，侧卧屈股，当股骨大转子最凸点与骶管裂孔连线的外 1/3 与中 1/3 交点处	①腰胯痛，下肢痿痹，中风偏瘫 ②髋关节周围组织炎
风市*	GB31	在大腿外侧部的中线上，当腘横纹上 7 寸。简便取穴法：直立垂手时，中指尖处	①遍身瘙痒，荨麻疹 ②耳鸣 ③下肢痿痹
中渎	GB32	在大腿外侧，当风市下 2 寸，或腘横纹上 5 寸，股外侧肌与股二头肌之间	下肢痿痹，偏瘫
膝阳关	GB33	在膝外侧，当阳陵泉上 3 寸，股骨外上髁外上方的凹陷处	①膝髌肿痛 ②坐骨神经痛
阳陵泉*	GB34	在小腿外侧，当腓骨头前下方凹陷处	①呕吐，胆囊炎，黄疸 ②胸胁痛 ③膝髌肿痛，半身不遂 ④小儿舞蹈病
阳交	GB35	在小腿外侧，当外踝尖上 7 寸，腓骨后缘	①膝胫痛，下肢痿痹 ②肝炎 ③胸膜炎
外丘	GB36	在小腿外侧，当外踝尖上 7 寸，腓骨前缘，平阳交	①膝胫痛 ②胸胁痛 ③腓神经损伤
光明*	GB37	在小腿外侧，当外踝尖上 5 寸，腓骨前缘	①下肢痿痹，膝痛 ②目痛，夜盲，视神经萎缩等眼疾

续表4

穴 名	国标代号	定 位	主 治
阳辅	GB38	在小腿外侧，当外踝尖上4寸，腓骨前缘稍前方	①腋下痛 ②下肢痿痹 ③颈淋巴结结核
悬钟	GB39	在小腿外侧，当外踝尖上3寸，腓骨前缘	①半身不遂 ②腰腿痛 ③月经不调 ④高血压
丘墟*	GB40	在足外踝的前下方，当趾长伸肌腱的外侧凹陷处	①外踝肿痛 ②半身不遂 ③胆囊炎
足临泣*	GB41	在足背外侧，当足4、第5跖骨结合部前方，小趾伸肌腱的外侧凹陷处	①偏头痛，目痛 ②胸胁痛，乳痛，瘰疬 ③腰腹冷痛
地五会	GB42	第4、第5跖骨之间，小趾伸肌腱的内侧缘	头痛，目赤痛，耳鸣，喉痹等头面五官疾病
侠溪	GB43	当第4、第5趾间，趾蹼缘后方赤白肉际处	①头痛，耳鸣 ②高血压，眩晕 ③肋间神经痛 ④中风后遗症
足窍阴*	GB44	在足第4趾末节外侧，距趾甲角旁0.1寸（指寸）	①偏头痛，目赤痛 ②热病 ③高血压 ④肋间神经痛

胆经经穴主治病症：头痛，偏头痛，目痛，鼻炎，耳鸣，耳聋，口㖞，齿痛，黄疸，胆囊炎，高血压，眩晕，乳痛，瘰疬，肩臂痛，半身不遂，热病，神志病等。

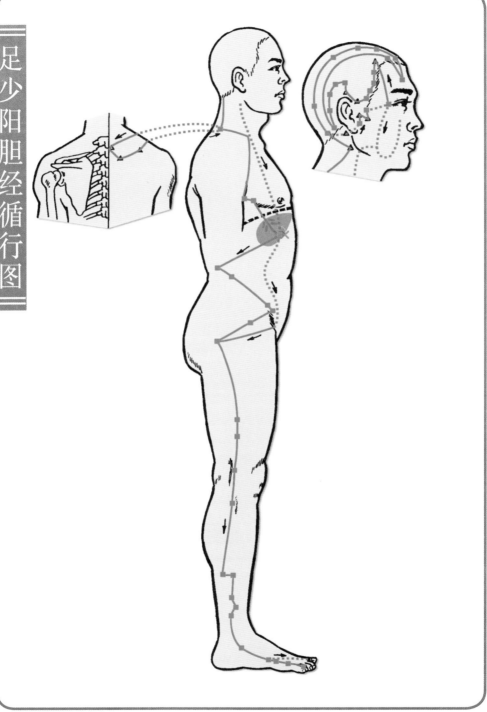

足少阳胆经循行图

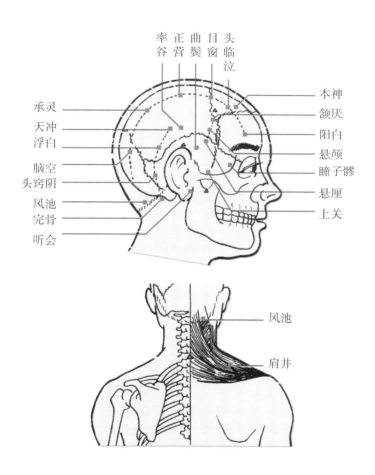

足少阳胆经穴位图（一）

承灵
天冲
浮白
脑空
头窍阴
风池
完骨
听会

率谷
正营
曲鬓
目窗
头临泣

本神
颔厌
阳白
悬颅
瞳子髎
悬厘
上关

风池
肩井

足少阳胆经穴位图（二）

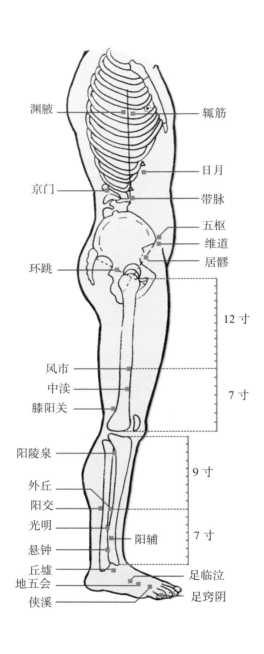

渊腋
辄筋
京门
日月
带脉
五枢
维道
居髎
环跳

12寸

风市
中渎
膝阳关

7寸

阳陵泉
外丘
阳交
光明
悬钟
阳辅

9寸

7寸

丘墟
地五会
侠溪
足临泣
足窍阴

（二）常用穴位快速定位

1. 瞳子髎

穴位名解： 目之精华在瞳子，故称目珠为瞳子。穴在目外角，骨隙中，因名"瞳子髎"。

标准定位： 在面部，目外眦旁，当眶外侧缘凹陷处。

穴位配伍： 瞳子髎配睛明治目痛、目赤。

快速取法： 在面部，目外眦外侧 0.5 寸凹陷中（图 3-225）。

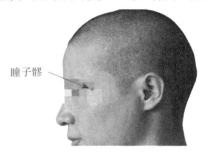

图 3-225

2. 听会

穴位名解： 本穴之上有耳和髎、耳门、听宫，本穴与之挨近。故本穴为司听之汇，而名"听会"。

标准定位： 在面部，当耳屏间切迹的前方，下颌骨髁状突的后缘，张口有凹陷处。

穴位配伍： 听会配听宫、翳风治耳鸣、耳聋。

快速取法：

第一步：找到耳屏下切迹与下颌骨髁状突（图 3-226）。

第二步：两者之间的凹陷中即为听会穴（图 3-227）。

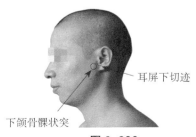

图 3-226

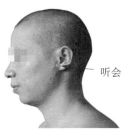

图 3-227

3. 阳白

穴位名解：穴在前额发眉之间，直瞳子。其处平白，与足阳明之四白义同。本穴为本经与阳维之会。按"白"字之义，明显也。亦关于目，故治目疾多效，与足阳明之四白相对照。本穴在目上，故名"阳白"。

标准定位：在前额部，目正视，瞳孔直上，眉上 1 寸。

穴位配伍：阳白配睛明治目赤肿痛。

快速取法：

第一步：瞳孔直上作垂线（图 3-228）。

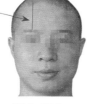

图 3-228

第二步：在垂线上，眉上 1 寸处即为阳白穴（图 3-229）。

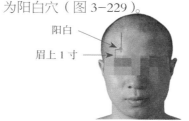

图 3-229

4. 头临泣

穴位名解：泣，哭无声也。人当哭泣之先，必先鼻腔连额酸楚，然后泪下。本穴在前额发际，正当上液之道，酸楚临此，而涕泪俱下，故名"临泣"。

标准定位：在头部，目正视，瞳孔直上，入前发际 0.5 寸，当神庭与头维连线的中点处。

穴位配伍：头临泣配头维治头痛。

快速取法：

第一步：瞳孔直上作垂线，找到前额发际（图 3-230）。

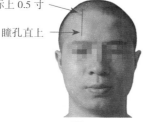

图 3-230

第二步：在垂线上，前额发际上 0.5 寸即为头临泣穴（图 3-231）。

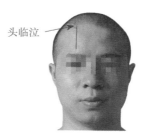

图 3-231

5. 风池

穴位名解：池，喻水之汇贮也。此为风之所汇，故曰"风池"。

标准定位：在项部，当枕骨之下，与风府相平，胸锁乳突肌与斜方肌上端之间的凹陷中。

穴位配伍：风池配大椎治颈项强痛。

快速取法：

第一步：找到胸锁乳突肌和斜方肌（图3-232）。

第二步：在枕骨之下，两肌肉上端之间的凹陷中即为风池穴（图3-233）。

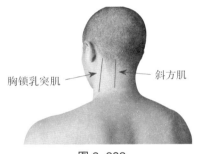

图 3-232

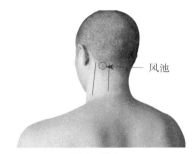

图 3-233

6. 肩井

穴位名解：穴在肩上凹处，故名"肩井"。

标准定位：在肩上，前直乳中，当大椎与肩峰端连线的中点上。

穴位配伍：肩井配天宗治肩背痹痛。

快速取法：

第一步：找到肩峰外侧端与第7颈椎棘突下（图3-234）。

第二步：二者连线的中点即为肩井穴（图3-235）。

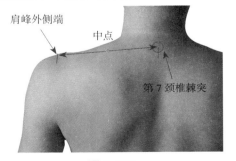

图 3-234

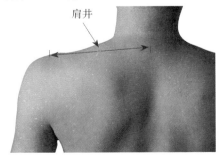

图 3-235

7. 日月

穴位名解："日月者，左右目也。"本穴善治目疾，因名"日月"，又名"神光"。神之光，日与月也。

标准定位：在胸部，第7肋间隙中，前正中线旁开4寸。

穴位配伍：日月配丘墟治胁肋疼痛。

快速取法：

第一步：找出第7肋间隙，乳头直下作垂线（乳头距前正中线4寸，图3-236）。

第二步：在第7肋间隙中，前正中线旁开4寸处即日月穴（图3-237）。

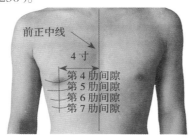

图 3-236

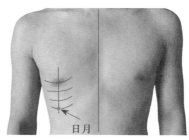

图 3-237

8. 带脉

穴位名解：本穴为足少阳经与带脉之会穴。带脉为奇经八脉之一，在人身匝腰一周，如束带然。故名为"带脉"。

标准定位：在侧腹部，章门下1.8寸，当第12肋骨游离端下方垂线与脐水平线的交点上。

穴位配伍：带脉配中极治痛经。

快速取法：

第一步：作脐水平线，找到第11肋游离端（图3-238）。

第二步：第11肋游离端引垂线与脐水平线的交点即为带脉穴（图3-239）。

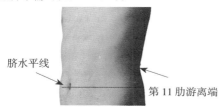

图 3-238

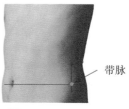

图 3-239

9.环跳

穴位名解：每见人当跳跃时，必先蹲身屈其胯膝，则本穴形成半环形之凹隙，因名"环跳"。

标准定位：在股外侧部，侧卧屈股，当股骨大转子最凸点与骶管裂孔连线的外 1/3 与中 1/3 交点处。

穴位配伍：环跳配委中治下肢痹痛。

快速取法：

第一步：嘱患者侧卧位，找到股骨大转子与骶管裂孔（图 3-240）。

第二步：二者连线的中外 1/3 处即为环跳穴（图 3-241）。

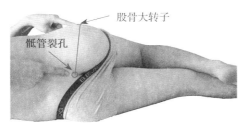

图 3-240

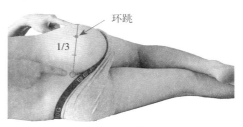

图 3-241

10. 风市

穴位名解：本穴为治诸风之要穴。如偏枯麻醉，湿痹，中风不语等症均可取此穴。犹治疗诸风之市集也，因名"风市"。

标准定位：在大腿外侧部的中线上，当腘横纹水平线上 7 寸。或直立垂手时，中指尖处。

穴位配伍：风市配阳陵泉治下肢痿痹。

快速取法：

第一步：嘱患者直立，双手自然下垂，手掌贴于大腿外侧（图 3-242）。

第二步：中指尖所指处即为风市穴（图 3-243）。

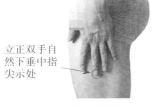

图 3-242

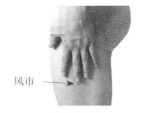

图 3-243

11. 阳陵泉

穴位名解：穴在膝下外侧，腓骨上端，踝突下，孔穴甚深，可透阴之陵泉。本穴即《内经》所谓"阳之陵泉"也。因简称"阳陵泉"。

标准定位：在小腿外侧，当腓骨小头前下方凹陷处。

穴位配伍：阳陵泉配日月治胆囊炎。

快速取法：

第一步：找到腓骨小头（图 3-244）。

第二步：腓骨小头前下方凹陷中即为阳陵泉穴（图 3-245）。

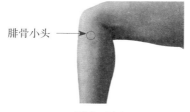

图 3-244

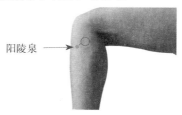

图 3-245

12. 光明

穴位名解：本穴功在于目，能治目痛、夜盲，故名"光明"。目者，人神之汇也。《道藏》："左目神，字英明，右目神，字玄光。"合二目之神，则名之为"光明"。

标准定位：在小腿外侧，当外踝尖上 5 寸，腓骨前缘。

穴位配伍：光明配睛明治目痛。

快速取法：

第一步：找到犊鼻与外踝尖（相距 16 寸）以及腓骨前缘（图 3-246）。

第二步：在腓骨前缘，外踝尖上 5 寸处即为光明穴（图 3-247）。

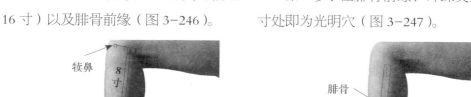

图 3-246

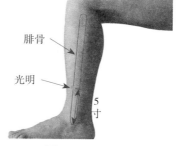

图 3-247

13. 丘墟

穴位名解：踝突如丘，踝前跗肉漫凸如墟，穴在二者之间，故名"丘墟"。

标准定位：在外踝的前下方，当趾长伸肌腱的外侧凹陷处。

穴位配伍：丘墟配阳陵泉治胸胁胀痛。

快速取法：

第一步：找到外踝尖与趾长伸肌腱（图 3-248）。

第二步：外踝前下方，趾长伸肌腱的外侧凹陷中即为丘墟穴（图 3-249）。

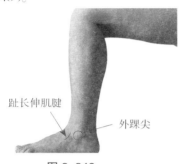

趾长伸肌腱　　外踝尖

图 3-248

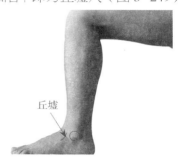

丘墟

图 3-249

14. 足临泣

穴位名解：泣，与"涩"通，义凝滞也，即不爽利也，故名"临泣"。以其在足，故曰"足临泣"，示别于头之临泣也。

标准定位：在足背外侧，在第 4、第 5 跖骨结合部前方，小趾伸肌腱的外侧凹陷处。

穴位配伍：足临泣配外关治偏头痛。

快速取法：

第一步：找到第 4、第 5 跖骨以及第 5 趾长伸肌腱（图 3-250）。

第二步：第 4、第 5 跖骨结合部前方，第 5 趾长伸肌腱外侧的凹陷中即为足临泣穴（图 3-251）。

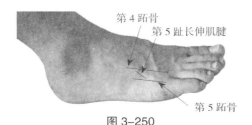

第 4 跖骨
第 5 趾长伸肌腱
第 5 跖骨

图 3-250

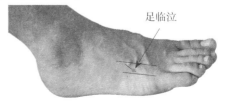

足临泣

图 3-251

15. 足窍阴

穴位名解：少阳之气，下至于足，止于小趾、次趾之端。其支者，别跗上，入大趾，循大趾歧骨内出其端，贯爪甲出三毛。其精气过跗上，斜走阴经，隧而通之，以传经气于足厥阴也。本穴之名"足窍阴"者，以其治症与头窍阴穴大致相同也。

标准定位：在第4趾末节外侧，距趾甲角0.1寸。

穴位配伍：足窍阴配翳风治耳鸣、耳聋。

快速取法：

第一步：沿第4足趾趾甲外侧缘和后缘作直线（图3-252）。

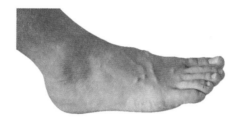

图 3-252

第二步：两直线交点即为足窍阴穴（图3-253）。

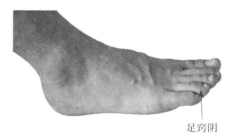

足窍阴

图 3-253

十二、足厥阴肝经

（一）穴位表解（表3-12）

表3-12 足厥阴肝经腧穴定位主治表

穴 名	国标代号	定 位	主 治
大敦*	LR1	在足大趾末节外侧，距趾甲角0.1寸（指寸）	①经闭，崩漏 ②阴挺，疝气 ③遗尿 ④癫痫
行间*	LR2	在足背侧，当第1、第2趾间，趾蹼缘的后方赤白肉际处	①足跗肿痛 ②疝气 ③痛经 ④头痛，目赤
太冲*	LR3	在足背侧，当第1、第2跖骨结合部之前凹陷处	①足跗肿痛 ②头痛，眩晕 ③疝气
中封	LR4	在足背侧，当足内踝前1寸，商丘与解溪连线之间，胫骨前肌腱的内侧凹陷处	①内踝肿痛，足冷 ②疝气 ③腰痛 ④小便不利
蠡沟	LR5	在小腿内侧，当足内踝尖上5寸，胫骨内侧面的中央	①胫部酸痛 ②睾丸肿痛，疝气 ③赤白带下，月经不调，阴挺 ④小便不利
中都	LR6	在小腿内侧，当足内踝尖上7寸，胫骨内侧面的中央	①胁痛 ②腹胀 ③疝气 ④崩漏
膝关	LR7	在小腿内侧，当胫骨内上髁的后下方，阴陵泉后1寸	膝髌肿痛，下肢痿痹等局部病症

续表

穴　名	国标代号	定　位	主　治
曲泉*	LR8	在膝内侧，屈膝，当膝内侧横纹头上方，半腱肌、半膜肌止端的前缘凹陷处	①膝髌肿痛，下肢痿痹 ②月经不调，痛经 ③遗精，阳痿，疝气
阴包	LR9	在大腿内侧，当股骨内上髁上4寸，股内肌与缝匠肌之间	①腹痛，腰骶痛 ②小便不利，遗尿 ③月经不调
足五里	LR10	在大腿内侧，当气冲直下3寸，大腿根部，耻骨结节的下方	①少腹胀痛 ②睾丸肿痛，阴囊湿疹 ③小便不利
阴廉	LR11	在大腿内侧，当气冲直下2寸，大腿根部，耻骨结节的下方	①下肢挛急，股内侧痛 ②少腹痛 ③月经不调，带下
急脉	LR12	在耻骨结节的外侧，当气冲外下方，腹股沟中股动脉搏动处，前正中线旁2.5寸	①股内侧痛 ②少腹痛 ③阴茎痛，阴挺，疝气
章门*	LR13	在侧腹部，当第11肋游离端的下方	①胁痛 ②呕吐，腹胀，肠鸣泄泻 ③黄疸
期门*	LR14	在胸部，当乳头直下，第6肋间隙，前正中线旁开4寸	①胸胁胀痛，胸中热 ②呃逆，呕吐，泄泻，疟疾 ③奔豚

肝经经穴主治病症：胁痛，少腹痛，月经不调，赤白带下，经闭，崩漏，阴挺，睾丸肿痛，疝气，小便不利，遗尿，膝髌肿痛，下肢痿痹等病症。

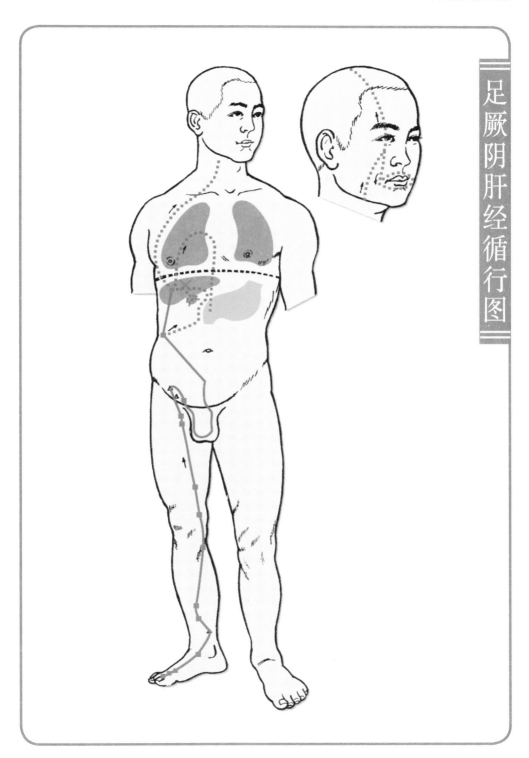

足厥阴肝经循行图

足厥阴肝经穴位图

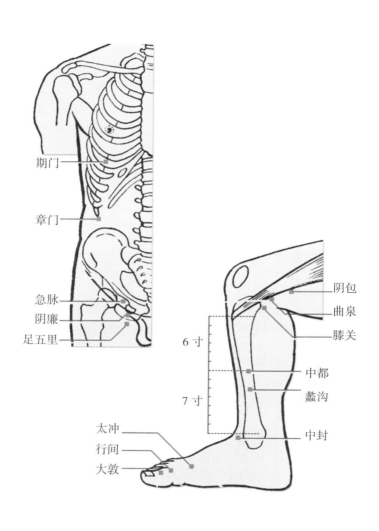

期门

章门

急脉
阴廉
足五里

6寸

7寸

阴包
曲泉
膝关

中都
蠡沟

中封

太冲
行间
大敦

（二）常用穴位快速定位

1. 大敦

穴位名解：敦，厚也。有聚而未发之意，与少阳之气会于人身之最下（地五会）。则一阴（厥阴）生发之气，萌动于下，而资长全身，即动养万物也。本穴当厥阴之初，承少阳交与之气，聚于足之大趾。凡阴气之聚于下者，至薄至厚，故名"大敦"。

标准定位：在足大趾末节外侧，距趾甲角约 0.1 寸。

穴位配伍：大敦配照海治寒疝。

快速取法：

第一步：沿足大趾趾甲外侧缘和后缘作直线（图 3-254）。

第二步：两线的交点即为大敦穴（图 3-255）。

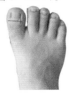

图 3-254

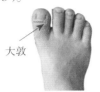

大敦

图 3-255

2. 行间

穴位名解：行，足之用为行。气得行而通，滞得行而解。本穴为行走着力之处，其用，着重泻法。泻之俾使郁气通行也。间，病愈为病间，即病得通行而告愈也。犹云气得行，而病得间也，故曰"行间"。

标准定位：在足背侧，当第 1、第 2 趾间，趾蹼缘的后方赤白肉际处。

穴位配伍：行间配翳风治耳鸣、耳聋。

快速取法：

第一步：找到第 1、第 2 足趾趾蹼缘（图 3-256）。

第二步：趾蹼缘后方赤白肉际处即为行间穴（图 3-257）。

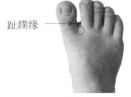

趾蹼缘

图 3-256

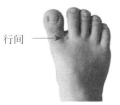

行间

图 3-257

3. 太冲

穴位名解： 本穴与冲阳傍近。进步抬足，首当其冲，故名之以"冲"。穴在跗上，足大趾、次趾、歧骨间，故名"太冲"。

标准定位： 在足背侧，当第1、第2跖骨结合部之前凹陷处。

穴位配伍： 太冲配三阴交治崩漏。

快速取法：

第一步：找到第1、第2跖骨底结合部（图3-258）。

第二步：结合部前方凹陷中即是太冲穴（能触及动脉搏动，图3-259）。

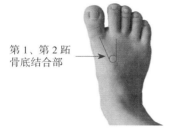

第1、第2跖骨底结合部

图 3-258

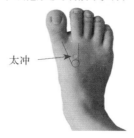

太冲

图 3-259

4. 曲泉

穴位名解： 穴在阴谷之前，曲膝横纹内侧端凹处，故名"曲泉"。

标准定位： 在膝内侧，屈膝，当膝关节内侧端，股骨内侧髁的后缘，半腱肌、半膜肌止端的前缘凹陷处，即膝内侧横纹头上方凹陷中。

穴位配伍： 曲泉配梁丘治膝痛。

快速取法：

第一步：找到腘横纹和半腱肌肌腱（图3-260）。

第二步：腘横纹内侧端，半腱肌肌腱内侧缘凹陷中即为曲泉穴（图3-261）。

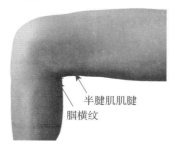

半腱肌肌腱
腘横纹

图 3-260

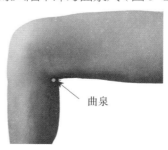

曲泉

图 3-261

5. 章门

穴位名解：章，障也。《礼记》："四面有章。"犹云障碍也。本穴治癥、瘕、疝、痞及藏气郁结诸症。取之，犹开四章之门，以通痞塞之气也，故名"章门"。

标准定位：在侧腹部，当第 11 肋游离端的下方。

穴位配伍：章门配三阴交治胃下垂。

快速取法：

第一步：找到第 11 肋游离端（图 3–262）。

第二步：第 11 肋游离端下际即为章门穴（图 3–263）。

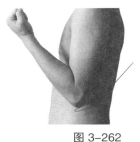

图 3–262

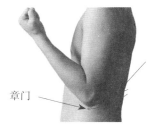

图 3–263

6. 期门

穴位名解：本穴为治血证之要穴。血证以月经为最。月信有期，故名"期门"。期，时也，会也。门，开也，通也。

标准定位：在胸部，当乳头直下，第 6 肋间隙，前正中线旁开 4 寸。

穴位配伍：期门配日月、阳陵泉治胆结石。

快速取法：

第一步：找出第 6 肋间隙，乳头直下作垂线（乳头距前正中线 4 寸，图 3–264）。

第二步：垂线与第 6 肋间隙交点处即为期门穴（图 3–265）。

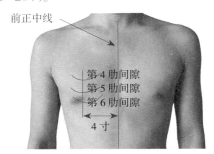

图 3–264

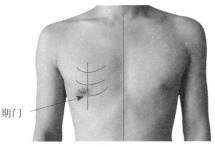

图 3–265

十三、督脉

（一）穴位表解（表3-13）

表3-13　督脉腧穴定位主治表

穴　名	国标代号	定　位	主　治
长强	GV1	在尾骨端下，当尾骨端与肛门连线的中点处	①便血，痔疾，脱肛 ②腰痛及尾骶部疼痛 ③癫狂，痫病
腰俞	GV2	在骶部，当后正中线上，适对骶管裂孔	①腹泻，便秘，痔疾，脱肛 ②月经不调，闭经 ③腰脊强痛，下肢痿痹，痫病
腰阳关*	GV3	在腰部，当后正中线上，第4腰椎棘突下凹陷中	①月经不调，带下，遗精，阳痿 ②腰骶疼痛，下肢痿痹
命门*	GV4	在腰部，当后正中线上，第2腰椎棘突下凹陷中	①月经不调，痛经，经闭，带下，不孕，遗精，阳痿，五更泄泻，小便频数，癃闭 ②腰脊强痛，下肢痿痹
悬枢	GV5	在腰部，当后正中线上，第1腰椎棘突下凹陷中	①腹痛，泄泻，肠鸣 ②腰脊强痛
脊中	GV6	在背部，当后正中线上，第11胸椎棘突下凹陷中	①泄泻，便秘，便血，痔疾，脱肛，黄疸，小儿疳积 ②腰脊强痛 ③癫痫
中枢	GV7	在背部，当后正中线上，第10胸椎棘突下凹陷中	①胃痛，呕吐，腹满，黄疸 ②腰脊疼痛
筋缩	GV8	在背部，当后正中线上，第9胸椎棘突下凹陷中	①癫狂痫 ②抽搐，脊强，筋挛拘急 ③胃痛，黄疸
至阳*	GV9	在背部，当后正中线上，第7胸椎棘突下凹陷中	①胸胁胀满，黄疸 ②咳嗽，气喘 ③腰背疼痛，脊强

续表1

穴　名	国标代号	定　位	主　治
灵台	GV10	在背部，当后正中线上，第6胸椎棘突下凹陷中	①咳嗽，气喘 ②脊痛，项强 ③疔疮
神道	GV11	在背部，当后正中线上，第5胸椎棘突下凹陷中	①心痛，心悸，怔忡，不寐，健忘，癫痫 ②咳嗽，气喘 ③肩背痛，脊强
身柱	GV12	在背部，当后正中线上，第3胸椎棘突下凹陷中	①身热，头痛，咳嗽，气喘 ②惊厥，癫狂痫 ③脊背强痛 ④疔疮发背
陶道	GV13	在背部，当后正中线上，第1胸椎棘突下凹陷中	①热病，疟疾，骨蒸潮热 ②咳嗽，气喘 ③癫狂痫 ④脊强
大椎 *	GV14	在背部，当后正中线上，第7颈椎棘突下凹陷中	①热病，疟疾，骨蒸潮热 ②咳嗽，气喘 ③癫狂痫，小儿惊风 ④风疹，痤疮 ⑤项强，脊痛
哑门 *	GV15	在项部，当后发际正中直上0.5寸，第2颈椎棘突上际凹陷中	①暴喑，舌强不语，聋哑 ②癫狂痫，癔症 ③头痛，项强
风府 *	GV16	在项部，当后发际正中直上1寸，枕外隆凸直下，两侧斜方肌之间凹陷中	①中风不语，半身不遂，癫狂病，癔症 ②头痛，眩晕，项强，目痛，鼻衄，咽喉肿痛，失音
脑户	GV17	在头部，后发际正中直上2.5寸，风府上1.5寸，枕外隆凸的上缘凹陷处	①头痛，项强，眩晕 ②癫痫

续表 2

穴 名	国标代号	定 位	主 治
强间	GV18	在头部，当后发际正中直上 4 寸（脑户上 1.5 寸）	①头痛，眩晕，项强 ②癫狂
后顶	GV19	在头部，当后发际正中直上 5.5 寸（脑户上 3 寸）	①头痛，眩晕 ②癫狂病
百会*	GV20	在头部，当前发际正中直上 5 寸，或两耳尖连线的中点处	①晕厥，中风，失语，癫狂，痴呆 ②不寐、健忘等神志病 ③巅顶痛，眩晕 ④脱肛，阴挺，胃下垂
前顶	GV21	在头部，当前发际正中直上 3.5 寸（百会前 1.5 寸）	①巅顶痛，眩晕 ②癫狂病 ③鼻渊
囟会	GV22	在头部，当前发际正中直上 2 寸（百会前 3 寸）	①巅顶痛，眩晕 ②癫狂病 ③鼻渊
上星*	GV23	在头部，当前发际正中直上 1 寸	①头痛，眩晕，目痛，鼻渊，鼻衄 ②癫狂 ③热病，疟疾
神庭	GV24	在头部，当前发际正中直上 0.5 寸	①癫狂病，不寐，惊悸 ②头痛，眩晕；目赤，目翳，鼻渊，鼻衄
素髎*	GV25	在面部，当鼻尖正中央	①惊厥，昏迷，晕厥，脱证 ②鼻渊，鼻衄
水沟*	GV26	在面部，人中沟的上 1/3 与中 1/3 交点处	①昏迷，晕厥，中风，中暑，脱证 ②癫狂病，癫症，急、慢惊风 ③闪挫腰痛，脊背强痛 ④口喝，面肿，鼻塞，牙关紧闭

续表3

穴　名	国标代号	定　位	主　治
兑端	GV27	在面部，当上唇的尖端，人中沟下端的皮肤与唇的移行部	①昏迷，晕厥，癫狂，癔症②口喎，口噤，口臭，齿痛
龈交	GV28	在上唇内，唇系带与上齿龈的相接处	①口喎，口噤，口臭，齿痛，鼻渊，鼻衄②癫狂

督脉经穴主治病症：热病，神志病，腰骶、背项、头面部疾病及腧穴相对应的内脏疾病。

（二）常用穴位快速定位

1. 腰阳关

穴位名解：本穴两旁为足太阳之大肠俞。灸阳关，可觉火气直入腹中，分布内脏。即由阳关穴位横通大肠俞，由大肠俞连及足太阳其他各俞以通脏腑。由于此项功能，足可证明本穴与大肠俞二者之间定有横络，以为督脉与足太阳经交通之隘道，故名"阳关"。

标准定位：在腰部，当后正中线上，第4腰椎棘突下凹陷中。

穴位配伍：腰阳关配委中治腰腿疼痛。

快速取法：

第一步：髂嵴最高点平对第4腰椎棘突（图3-266）。

第二步：后正中线上，第4腰椎棘突下凹陷中即是腰阳关穴（图3-267）。

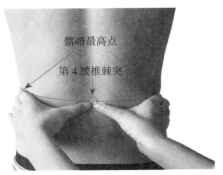

图 3-266

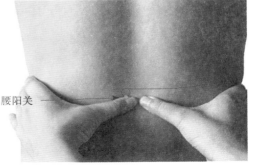

图 3-267

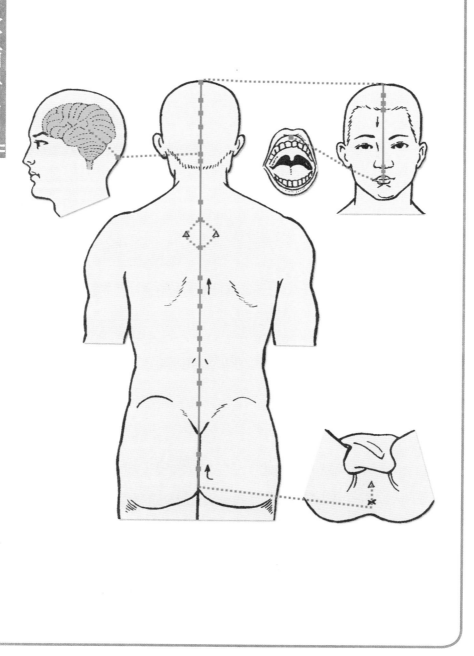

督脉循行图

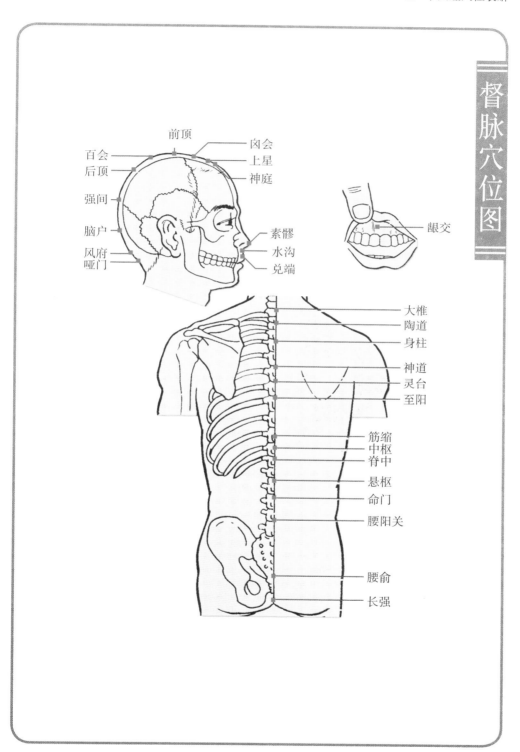

督脉穴位图

前顶
囟会
上星
神庭
百会
后顶
强间
脑户
风府
哑门
素髎
水沟
兑端
龈交

大椎
陶道
身柱
神道
灵台
至阳
筋缩
中枢
脊中
悬枢
命门
腰阳关
腰俞
长强

2. 命门

穴位名解： 中医称两肾之间为生命之门，简称命门。此就内景而言也。若自外景观之，本穴两旁平于肾俞，本穴居其中间，亦犹内景命门居于两肾脏之间也，故称本穴为"命门"。

标准定位： 在腰部，当后正中线上，第2腰椎棘突下凹陷中。

穴位配伍： 命门配天枢治五更泻。

快速取法：

第一步：根据髂嵴最高点平对第4腰椎棘突，找到第2腰椎棘突（图3-268）。

第二步：后正中线上，第2腰椎棘突下凹陷中即是命门穴（图3-269）。

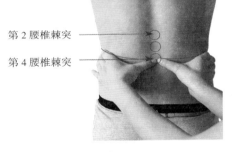

第2腰椎棘突

第4腰椎棘突

图 3-268

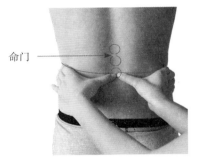

命门

图 3-269

3. 至阳

穴位名解： 至者，达也，又极也。如四时节令，夏至为夏之至极，冬至为冬之至极。人身以背为阳，而横膈以下为阳中之阴，横膈以上为阳中之阳。阳中之阳，即阳之至也，故名"至阳"。

标准定位： 在背部，当后正中线上，第7胸椎棘突下凹陷中。

穴位配伍： 至阳配日月治胁肋痛。

快速取法：

第一步：后正中线上，由上往下触摸，找到第7胸椎棘突（图3-270）。

第二步：找到肩胛骨下角，平对第7胸椎棘突下凹陷中即为至阳穴（图3-271）。

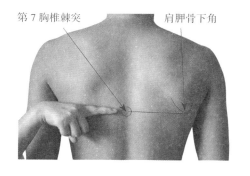

图3-270

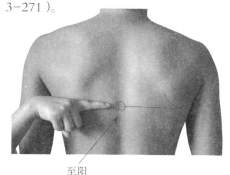

图3-271

4.大椎

穴位名解： 在第7颈椎下。颈7椎为颈背椎骨之最大者。古人排序以此椎为诸椎之长。岐伯曰："背中大腧，在杼骨之端。"本穴在此椎骨之下，因名"大椎"。

标准定位： 在后正中线上，第7颈椎棘突下凹陷中。

穴位配伍： 大椎配曲池、合谷治感冒。

快速取法：

第一步：后正中线上，由上往下触摸，找到第7颈椎棘突（图3-272）。

第二步：后正中线上，第7颈椎棘突下凹陷中即是大椎穴（图3-273）。

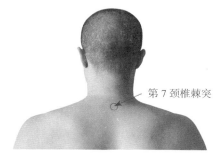

图3-272

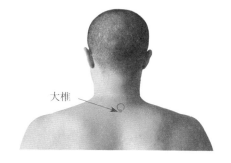

图3-273

5. 哑门

穴位名解：本穴内应舌咽，主治喑症。刺之俾使发音。故称"哑门"。

标准定位：在项部，当后发际正中直上 0.5 寸，第 2 颈椎棘突上际凹陷中。

穴位配伍：哑门配水沟治癫痫。

快速取法：

第一步：后正中线上，由上往下触摸，找到第 2 颈椎棘突（图 3-274）。

第二步：后正中线上，第 2 颈椎棘突上际凹陷中即是哑门穴（图 3-275）。

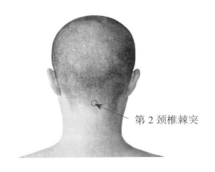

第 2 颈椎棘突

图 3-274

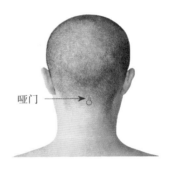

哑门

图 3-275

6. 风府

穴位名解：《灵枢·岁露论篇》云："风府无常，卫气之所应，必开其腠理。气所舍节，则其府也。"本穴在脊关节之最上，与风池、翳风相平，本穴居其正中。以形势论之，犹统领风穴之衙府也。以病理言之，则风邪内传之门户也。缘风邪中人，多先舍于腠理，腠理内应三焦，三焦为六府之一，卫气之所应也。凡疾病之关于风者，均可取本穴为主，故名"风府"。

标准定位：在项部，当后发际正中直上 1 寸，枕外隆凸直下，两侧斜方肌之间凹陷处。

穴位配伍：风府配太阳治头痛。

快速取法：

第一步：找到枕外隆凸及两侧斜方肌上端起点（图 3-276）。

第二步：枕外隆凸直下，两侧斜方肌之间凹陷中即是风府穴（图 3-277）。

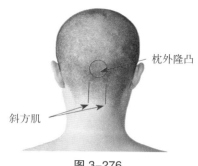

枕外隆凸

斜方肌

图 3-276

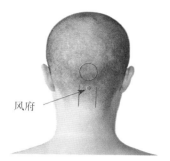

风府

图 3-277

7. 百会

穴位名解： 本穴在人体至高正中之处。《针灸大成》云："犹天之极星居北。"手足三阳与督脉之会也，故曰头为诸阳之会。云："天脑者，一身之宗，百神之会"，故名"百会"。

标准定位： 在头部，当后发际正中直上 7 寸，或两耳尖连线中点处。

穴位配伍： 百会配脑空、风池治眩晕。

快速取法：

第一步：折耳郭向前，找到耳尖（图 3-278）。

第二步：两耳尖直上连线（图 3-279）。

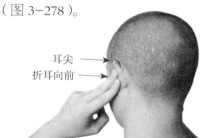

耳尖
折耳向前

图 3-278

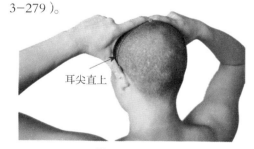

耳尖直上

图 3-279

第三步：耳尖连线与头正中线的交点即是百会穴（图 3-280）。

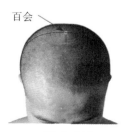

百会

图 3-280

8. 上星

穴位名解：人当审思之际，多先反目上视。俾意与脑合，而后虑之能得。闭目凝神，回光返照，则往事如见，喻犹黑夜之有明灯也。穴在头上，因名"上星"。

标准定位：在头部，当前发际正中直上 1 寸。

穴位配伍：上星配迎香治鼻塞、头痛。

快速取法：

第一步：找到前发际线和头正中线的交点（图 3-281）。

第二步：两线交点直上 1 寸即是上星穴（图 3-282）。

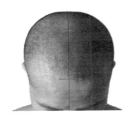

图 3-281

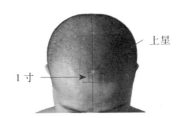

图 3-282

9. 素髎

穴位名解：髎，为骨隙之狭小者。本穴在鼻尖正中缝隙中。鼻尖，俗称准头，以其中立不倚，而为面王中正之标准。凡物体之素于其位者，必中正乃佳。故称本穴"素髎"，又名"面正"。

标准定位：在面部，当鼻尖的正中央。

穴位配伍：素髎配上星治鼻出血。

快速取法：鼻尖最高点正中央即是素髎穴（图 3-283）。

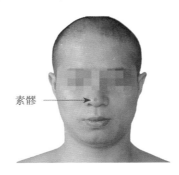

图 3-283

10. 水沟

穴位名解：本穴在口鼻之间，正中之处。养生家闭口藏舌，舌抵上腭，运送口中津液下行，滋润喉咙，通渗脏腑。本穴正当口水吞咽向上翻转之路，故名"水沟"。

标准定位：在面部，当人中沟的上 1/3 与中 1/3 交点处。

穴位配伍：水沟配中冲治中风。

快速取法：

第一步：找到人中沟，分为三等份（图 3–284）。

第二步：人中沟的上 1/3 与下 2/3 的交点处即是水沟穴（图 3–285）。

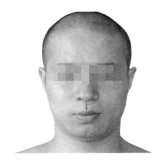

图 3–284

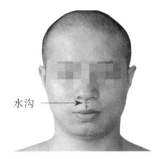

水沟

图 3–285

十四、任脉

（一）穴位表解（表 3–14）

表 3–14　任脉腧穴定位主治表

穴　名	国标代号	定　位	主　治
会阴	CV1	在会阴部，男性当阴囊根部与肛门连线的中点，女性当大阴唇后联合与肛门连线的中点	①昏迷，溺水，窒息，癫狂痫②小便不利，遗尿，遗精，阴痛，阴痒，脱肛，痔疮
曲骨	CV2	在前正中线上，耻骨联合上缘的中点处	①遗尿，癃闭②遗精，阳痿，阴囊湿疹，月经不调，痛经，带下
中极*	CV3	在下腹部，前正中线上，当脐中下 4 寸	①遗尿，癃闭，尿频，尿急② 遗精，阳痿，不育，崩漏，月经不调，痛经，经闭，不孕，带下
关元*	CV4	在下腹部，前正中线上，当脐中下 3 寸	①中风脱证，虚劳羸瘦，脱肛，阴挺②遗精，阳痿，早泄，不育，崩漏，月经不调，痛经，经闭，不孕，带下③遗尿，癃闭，尿频，尿急④腹痛，泄泻
石门	CV5	在下腹部，前正中线上，当脐中下 2 寸	①腹胀，腹痛，泄泻，痢疾②小便不利，水肿③遗精，阳痿，疝气，崩漏，经闭，带下，产后恶露不尽
气海*	CV6	在下腹部，前正中线上，当脐中下 1.5 寸	①中风脱证，虚劳羸瘦，脱肛，阴挺②遗精，阳痿，疝气，不育，崩漏，月经不调，痛经，经闭，不孕，带下③遗尿，癃闭，便秘，泄泻

续表1

穴　名	国标代号	定　位	主　治
阴交	CV7	在下腹部，前正中线上，当脐中下1寸	①腹痛，疝气 ②小便不利，水肿 ③月经不调，崩漏，带下
神阙*	CV8	在腹中部，脐中央	①中风脱证，虚脱，脱肛，阴挺，胃下垂 ②虚寒性腹胀，腹痛，肠鸣，泄泻，痢疾，便秘，水肿
水分	CV9	在上腹部，前正中线上，当脐中上1寸	①小便不利，水肿 ②腹痛，泄泻，反胃，呕吐
下脘*	CV10	在上腹部，前正中线上，当脐中上2寸	胃痛，呕吐，完谷不化，食欲不振，腹胀，泄泻，小儿疳积
建里	CV11	在上腹部，前正中线上，当脐中上3寸	①胃痛，呕吐，食欲不振，腹胀，腹痛 ②水肿，小便不利
中脘*	CV12	在上腹部，前正中线上，当脐中上4寸	①胃痛，呕吐，完谷不化，食欲不振，腹胀，泄泻，小儿疳积 ②癫痫，不寐 ③黄疸
上脘	CV13	在上腹部，前正中线上，当脐中上5寸	①胃痛，呕吐，呃逆，腹胀 ②癫痫
巨阙	CV14	在上腹部，前正中线上，当脐中上6寸	①癫狂痫，心悸 ②胸痛，呕吐，吞酸
鸠尾	CV15	在上腹部，前正中线上，当胸剑结合部下1寸	①癫狂痫，心悸 ②胸痛，呕吐，呃逆，腹胀
中庭	CV16	在胸部，当前正中线上，平第5肋间，即胸剑结合部	①胸胁胀满，呕吐 ②心痛，梅核气

续表2

穴　名	国标代号	定　位	主　治
膻中*	CV17	在胸部，当前正中线上，平第4肋间，两乳头连线的中点	①咳嗽，气喘 ②心痛，心悸，产后乳少，乳痛，乳癖 ③呕吐，呃逆
玉堂	CV18	在胸部，当前正中线上，平第3肋间	咳嗽，气喘，胸痛，呕吐
紫宫	CV19	在胸部，当前正中线上，平第2肋间	咳嗽，气喘，胸痛
华盖	CV20	在胸部，当前正中线上，平第1肋间	咳嗽，气喘，胸痛，咽喉肿痛
璇玑	CV21	在胸部，当前正中线上，天突下1寸	①咳嗽，气喘，胸痛 ②咽喉肿痛
天突*	CV22	仰靠坐位，在颈部，当前正中线上，胸骨上窝中央	①咳嗽，气喘，胸痛 ②咽喉肿痛，暴喑 ③梅核气，瘿气
廉泉*	CV23	在颈部，当前正中线上，结喉上方，舌骨上缘凹陷处	中风舌强不语，舌缓流涎，舌下肿痛，咽喉肿痛，暴喑，吞咽困难，喉痹
承浆*	CV24	仰靠坐位，在面部，当颏唇沟的正中凹陷处	①口喎，流涎，齿龈肿痛，口舌生疮，暴喑 ②癫狂

任脉经穴主治病症：头、胸、腹的局部病症，相对应的内脏器官疾病，妇科、男科病症。

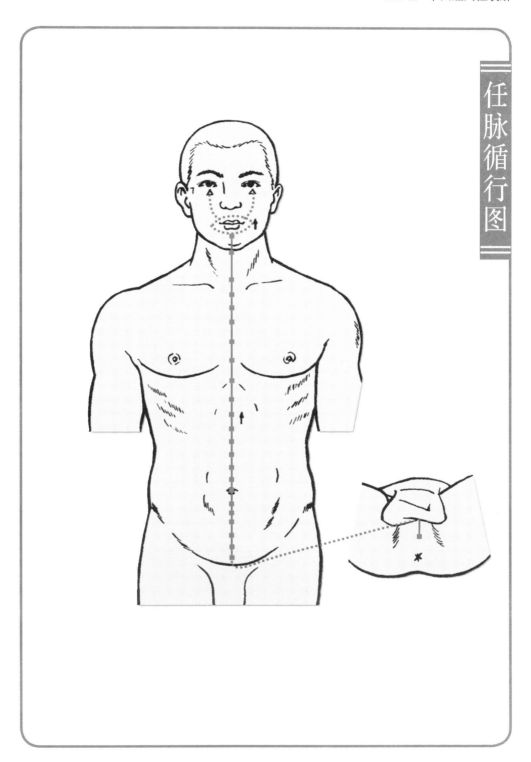

任脉循行图

任脉穴位图

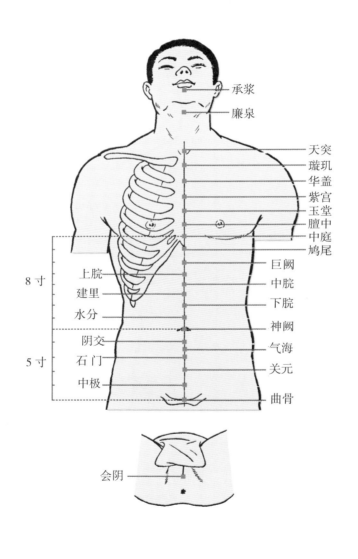

承浆

廉泉

天突
璇玑
华盖
紫宫
玉堂
膻中
中庭
鸠尾

8寸

上脘
建里
水分

巨阙
中脘
下脘

神阙

阴交
石门
中极

5寸

气海
关元

曲骨

会阴

（二）常用穴位快速定位

1. 中极

穴位名解：本穴内应胞宫、精室。胞宫、精室为人体极内之处，犹房室之堂奥也。乃人体至中至极，故名"中极"。

标准定位：在下腹部，前正中线上，当脐下4寸。

穴位配伍：中极配地机治痛经。

快速取法：

第一步：找到肚脐与耻骨联合，沿前正中线连线（图3-286）。

第二步：肚脐至耻骨联合为5寸，肚脐下4寸即为中极穴（图3-287）。

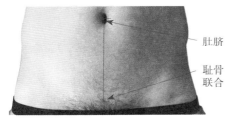

肚脐

耻骨
联合

图3-286

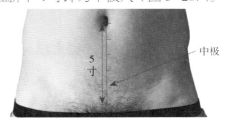

5
寸

中极

图3-287

2. 关元

穴位名解：本穴为人身阴阳元气交关之处，为养生家聚气凝神之所。亦即老子所谓"玄之又玄，众妙之门也"。此处为下玄关，古时"玄"与"元"通，颠倒读之，即关玄。

标准定位：在下腹部，前正中线上，当脐下3寸。

穴位配伍：关元配气海治肾虚尿频。

快速取法：

第一步：找到肚脐与耻骨联合，沿前正中线连线（图3-286）。

第二步：肚脐至耻骨联合为5寸，肚脐下3寸即为关元穴（图3-288）。

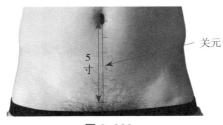

关元

5
寸

图3-288

3. 气海

穴位名解： 本穴与肺气息息相关，当腹部统气之根本。苟气海处不作吸引，则中气不能达于脐下。男子腹呼吸，全赖气海为之鼓荡，乃有吐纳也。养生家调息，绵绵若存动而愈出者，全在于此。故养生家以本穴为大气所归，犹百川之汇海者，故名"气海"。

标准定位： 在下腹部，前正中线上，当脐下 1.5 寸。

穴位配伍： 气海配关元、足三里治中气下陷。

快速取法：

第一步：找到肚脐与耻骨联合，沿前正中线连线（图 3-286）。

第二步：肚脐至耻骨联合为 5 寸，肚脐下 1.5 寸即为气海穴（图 3-289）。

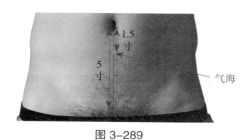

图 3-289

4. 神阙

穴位名解：《道藏》曰："神者变化之极也。"故名之以"神"。阙为中门，出入中门，示显贵也。人身以神志为最贵。本穴为心肾（心藏神、肾藏志）交通之门户，故称"神阙"。

标准定位： 在腹中部，脐中央。

穴位配伍： 神阙配关元治肠鸣腹痛。

快速取法： 肚脐中央即为神阙穴（图 3-290）。

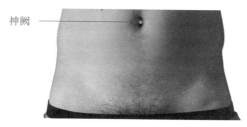

图 3-290

5. 下脘

穴位名解：即胃府也。本穴内应胃底大弯之处，故曰"下脘"。

标准定位：在上腹部，前正中线上，当脐中上 2 寸。

穴位配伍：下脘配中脘治腹胀。

快速取法：

第一步：找到肚脐与胸剑联合处，沿前正中线连线（图 3–291 ）。

第二步：肚脐中央至胸剑联合处为 8 寸，脐中上 2 寸即为下脘穴（图 3–292 ）。

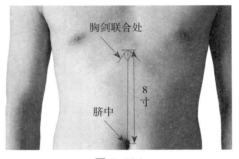

图 3–291

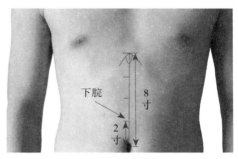

图 3–292

6. 中脘

穴位名解：本穴内应胃中，即近于胃小弯处也。因穴位所在，故名"中脘"。

标准定位：在上腹部，前正中线上，当脐上 4 寸。

穴位配伍：中脘配天枢治霍乱吐泻。

快速取法：

第一步：找到肚脐与胸剑联合处，沿前正中线连线（图 3–291 ）。

第二步：肚脐中央至胸剑联合处为 8 寸，脐中上 4 寸即为中脘穴（图 3–293 ）。

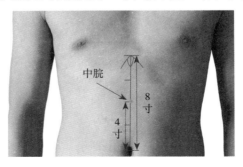

图 3–293

7. 膻中

穴位名解：《灵枢经·胀论》云："膻中者君主之宫城也。"盖指心包膜部位而言。本穴内景正应心包外腔，故名"膻中"。

标准定位：在胸部，当前正中线上，平第 4 肋间，两乳头连线的中点。

穴位配伍：膻中配肺俞治哮喘。

快速取法：在前正中线上，横平第 4 肋间隙（两乳头连线的中点，图 3-294）。

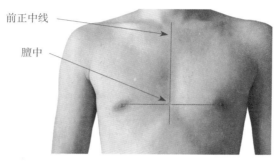

图 3-294

8. 天突

穴位名解：人之胸腔喻天，腹腔喻地。本穴位于胸腔最上，其功用为通。刺法使患者含胸延颈。术者循胸骨内缘向下探刺，导引滞塞之气上通，俾疹痰郁气之在胸膺者，得以爽利涌出，故名"天突"。突，奔冲也，又烟囱也。取名"天突"，喻犹胸腔之图突也。

标准定位：在颈部，当前正中线上胸骨上窝中央。

穴位配伍：天突配尺泽治哮喘。

快速取法：在胸骨上窝中央，前正中线上（图 3-295）。

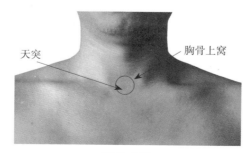

图 3-295

9. 廉泉

穴位名解：舌下孔窍名曰海泉，人之口津出此。本穴在结喉上缘，凹陷处，内通舌之下海泉。刺本穴，口可生津，故喻之以"潇"，潇，为潮水最胜之词。我国旧习以中秋节后数日，为潇水之期，其间海潮最大，简称潇水。因名为"廉泉"。

标准定位：在颈部，当前正中线上，喉结上方，舌骨体上缘中点处。

穴位配伍：廉泉配天突治舌下肿难言。

快速取法：

第一步：找到喉结与舌骨（图3-296）。

第二步：在前正中线上，喉结上方，舌骨上缘凹陷中即为廉泉穴（图3-297）。

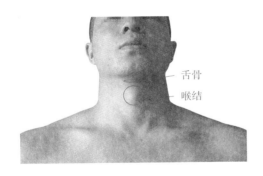

图 3-296

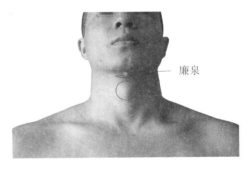

图 3-297

10. 承浆

穴位名解：承浆者，指口内承受浆液言也。人口中浆液，养生家称为琼浆玉液，乃由舌下渗透而出，汇于天池，经舌尖向上舐送。由上颚膛翻转向后下方流降，流入咽喉，降至接近廉泉处，受舌咽挤迫而下咽，本穴内通舌下，正应口内天池。因近天池为存储津液之处，故名为"承浆"，又名"天池""悬浆"。

标准定位：在面部，当颏唇沟的正中凹陷处。

穴位配伍：承浆配劳宫治口舌生疮。

快速取法：

第一步：找到颏唇沟（图 3-298）。

第二步：在前正中线上，颏唇沟的正中凹陷处即为承浆穴（图 3-299）。

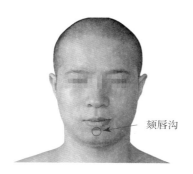

颏唇沟

图 3-298

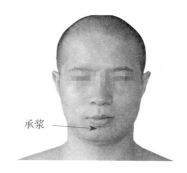

承浆

图 3-299

Part IV　经外奇穴

一、头颈部

（一）穴位表解（表 4-1）

表 4-1　头颈部经外奇穴定位主治表

穴　名	国标代号	定　位	主　治
四神聪*	EX-HN1	在头顶部，当百会前后左右各 1 寸，共 4 穴	①头痛、眩晕、失眠、健忘、癫痫 ②目疾
当阳	EX-HN2	在头前部，当瞳孔直上，前发际上 1 寸	①偏、正头痛，神经性头痛，眩晕 ②目赤肿痛，鼻炎
鱼腰	EX-HN4	在额部，瞳孔直上，眉毛中	①眉棱骨痛 ②眼睑𥆧动、眼睑下垂、目赤肿痛、目翳 ③口眼㖞斜
上明	EX-HN19	在额部，眉弓中点，眶上缘下	目疾
太阳*	EX-HN5	在颞部，当眉梢与目外眦之间，向后约一横指的凹陷处	①头痛 ②目疾 ③面瘫
耳尖	EX-HN6	在耳郭的上方，当折耳向前，耳郭上方的尖端处	①目疾 ②头痛 ③咽喉肿痛
球后	EX-HN7	在面部，当眶下缘外 1/4 与内 3/4 交界处	目疾
上迎香	EX-HN8	在面部，当鼻翼软骨与鼻甲的交界处，近鼻唇沟上端处	鼻渊、鼻部疮疖

续表

穴 名	国标代号	定 位	主 治
内迎香	EX-HN9	在鼻孔内，当鼻翼软骨与鼻甲交界的黏膜处	①目赤肿痛、热病、中暑 ②鼻疾、喉痹 ③眩晕
夹承浆		在面部，承浆穴旁开1寸处	齿龈肿痛、口㖞
聚泉	EX-HN10	在口腔内，当舌背正中缝的中点处	①舌强、舌缓、食不知味 ②消渴 ③哮喘、咳嗽
海泉	EX-HN11	在口腔内，当舌下系带中点处	①重舌肿胀、舌缓不收、喉痹 ②呕吐、呃逆、腹泻、消渴
金津	EX-HN12	在口腔内，当舌下系带左侧的静脉上	①口疮、舌强、舌肿 ②呕吐、消渴
玉液	EX-HN13	在口腔内，当舌下系带右侧的静脉上	①口疮、舌强、舌肿 ②呕吐、消渴
牵正		在面颊部，耳垂前0.5～1寸处	口㖞、口疮
翳明	EX-HN14	在项部，当翳风后1寸	①头痛、眩晕、失眠 ②目疾、耳鸣
安眠		在项部，当翳风穴与风池穴连线的中点	①失眠、头痛、眩晕 ②心悸 ③癫狂
颈百劳	EX-HN15	在项部，当大椎直上2寸，后正中线旁开1寸	①咳嗽、哮喘、骨蒸潮热、盗汗 ②瘰疬 ③颈项强痛
印堂*	EX-HN3	在头部，两眉毛内侧端中间的凹陷处	①不寐，健忘，痴呆，痫病，小儿惊风 ②头痛，眩晕，鼻渊，鼻衄，鼻鼽

头颈部经外奇穴穴位图

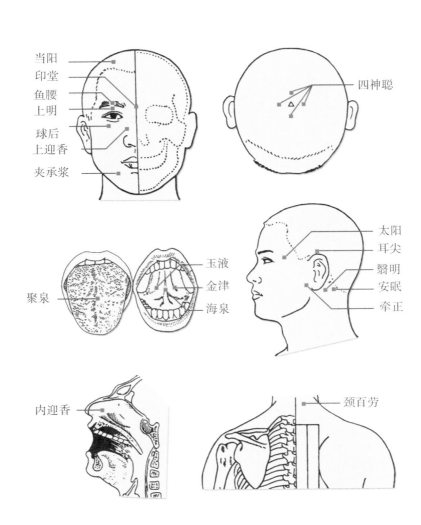

当阳
印堂
鱼腰
上明
球后
上迎香
夹承浆

四神聪

聚泉

玉液
金津
海泉

太阳
耳尖
翳明
安眠
牵正

内迎香

颈百劳

165

（二）常用穴位快速定位

1. 四神聪

标准定位：在头顶部，当百会前后左右各 1 寸，共 4 穴。

穴位配伍：四神聪配风池治神经性头痛。

快速取法：

第一步：找到百会穴（两耳尖直上连线与头正中线交点，图 4-1）。

第二步：百会穴前后、左右各旁开 1 寸即为四神聪穴（图 4-2）。

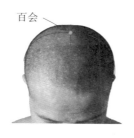

图 4-1

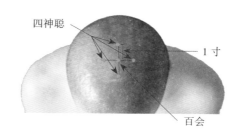

图 4-2

2. 太阳

标准定位：在颞部，当眉梢与目外眦之间，向后约一横指的凹陷中。

穴位配伍：太阳配合谷治面神经麻痹。

快速取法：

第一步：找到眉梢与目外眦，向后比量约一横指（拇指，图 4-3）。

第二步：凹陷中取穴（图 4-4）。

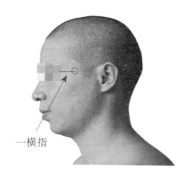

图 4-3

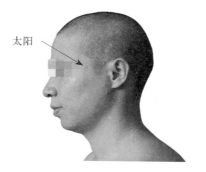

图 4-4

3. 印堂

标准定位： 在额部，当两眉头中间。

穴位配伍： 印堂配迎香治鼻炎。

快速取法：

第一步：作两眉毛内侧端之间的连线，并与前正中线作交点（图 4-5）。

第二步：在交点处找眉头之间的凹陷即为印堂穴（图 4-6）。

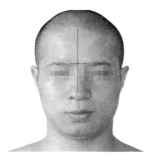

图 4-5

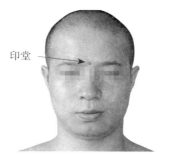

印堂

图 4-6

二、胸腹部

（一）穴位表解（表 4-2）

表 4-2 胸腹部经外奇穴定位主治表

穴 名	国标代号	定 位	主 治
子宫*	EX-CA1	在下腹部，当脐下 4 寸，中极旁开 3 寸	①阴挺 ②月经不调、痛经、崩漏 ③不孕
三角灸	EX-CA2	以患者两口角长度为一边，作一等边三角形。将顶角置于患者脐心，底边呈水平线，于两底角处取穴	疝气、腹痛

（二）常用穴位快速定位

子宫

标准定位：在下腹部，当脐下 4 寸，中极旁开 3 寸。

穴位配伍：子宫配关元、三阴交治月经不调。

快速取法：

第一步：找到脐中和耻骨联合（图 4-7）。

第二步：脐中下 4 寸旁开 3 寸取穴（图 4-8）。

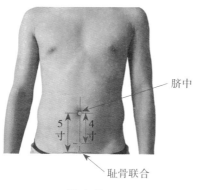

图 4-7

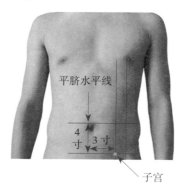

图 4-8

胸腹部经外奇穴穴位图

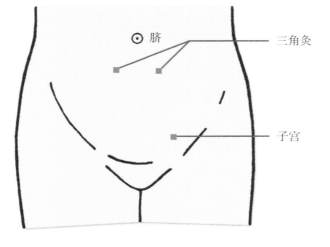

脐

三角灸

子宫

三、背部

（一）穴位表解（表4-3）

表4-3 背部经外奇穴定位主治表

穴 名	国标代号	定 位	主 治
定喘*	EX-B1	在背部，当第7颈椎棘突下，旁开0.5寸	①哮喘、咳嗽 ②肩背痛、落枕
夹脊	EX-B2	在背腰部，当第1胸椎至第5腰椎棘突下旁开0.5寸，一侧17穴，左右共34穴	上胸部的穴位治疗心肺、上肢疾病；下胸部的穴位治疗胃肠疾病；腰部的穴位治疗腰腹及下肢疾病
胃脘下俞	EX-B3	在背部，当第8胸椎棘突下，旁开1.5寸	①胃痛、腹痛、胸胁痛 ②消渴
痞根	EX-B4	在腰部，当第1腰椎棘突下，旁开3.5寸	①痞块 ②腰痛
下极俞	EX-B5	在腰部，当后正中线上，第3腰椎棘突下	①腰痛、下肢痛 ②腹痛、腹泻 ③虚劳
腰宜	EX-B6	在腰部，当第4腰椎棘突下，旁开3寸	①腰部软组织损伤，腰痛 ②妇人血崩 ③脊柱肌痉挛
腰眼*	EX-B7	在腰部，当第4腰椎棘突下，旁开约3.5寸凹陷中	①腰痛 ②月经不调、带下 ③虚劳
十七椎	EX-B8	在腰部，当后正中线上，第5腰椎棘突下	①腰腿痛、下肢瘫痪 ②崩漏、月经不调 ③小便不利
腰奇	EX-B9	在骶部，当尾骨端直上2寸，骶角之间凹陷中	①癫痫、头痛、失眠 ②便秘

背部经外奇穴穴位图

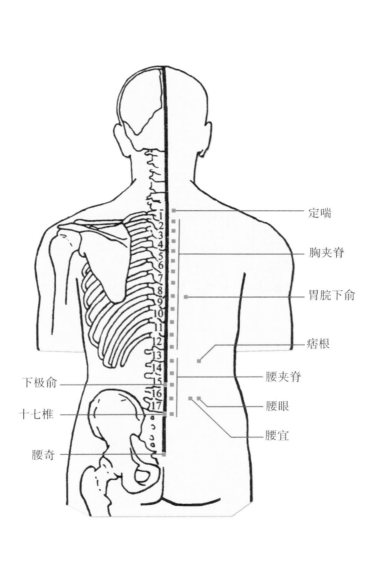

定喘

胸夹脊

胃脘下俞

痞根

腰夹脊

腰眼

腰宜

下极俞

十七椎

腰奇

（二）常用穴位快速定位

1. 腰眼

标准定位：在腰部，当第 4 腰椎棘突下，旁开约 3.5 寸凹陷中。

穴位配伍：腰眼配委中治腰肌劳损。

快速取法：

第一步：根据髂嵴最高点平对第 4 腰椎棘突，找到第 4 腰椎棘突下的腰阳关穴（图 4-9）。

第二步：腰阳关穴旁开 3.5 寸即为腰眼穴（图 4-10）。

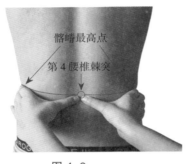

图 4-9

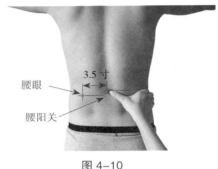

图 4-10

2. 定喘

标准定位：在背部，当第 7 颈椎棘突下，旁开 0.5 寸。

穴位配伍：定喘配尺泽治咳嗽。

快速取法：

第一步：找到第 7 颈椎棘突下凹陷（即大椎穴，图 4-11）。

第二步：大椎穴旁开 0.5 寸即为定喘穴（图 4-12）。

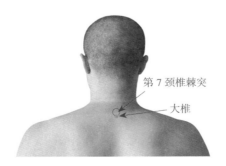

图 4-11

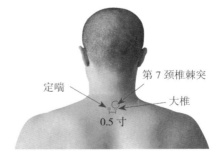

图 4-12

四、上肢部

（一）穴位表解（表4-4）

表4-4　上肢部经外奇穴定位主治表

穴名	国标代号	定　位	主　治
肩前		在肩部，正坐垂肩，当腋前皱襞顶端与肩髃穴连线的中点	肩臂痛、臂不能举
肘尖	EX-UE1	在肘后部，屈肘，当尺骨鹰嘴的尖端	①瘰疬 ②痈疽 ③肠痈
二白	EX-UE2	在前臂掌侧，腕横纹上4寸，桡侧腕屈肌腱的两侧，一侧各1穴，一臂2穴	①痔疾、脱肛 ②前臂痛、胸胁痛
中泉	EX-UE3	在腕背侧横纹中，当指总伸肌腱桡侧的凹陷处	①胸闷、心痛、咳嗽、气喘 ②胃痛 ③掌中热
中魁	EX-UE4	在中指背侧近侧指骨间关节的中点处，握拳取穴	噎膈、呕吐、食欲不振、呃逆
大骨空	EX-UE5	握拳，掌心向下，在拇指背侧指骨间关节的中点处	①目痛、目翳、内障 ②吐泻、衄血
小骨空	EX-UE6	握拳，掌心向下，在小指背侧近侧指骨间关节的中点处	目赤肿痛、目翳、喉痛
腰痛点*	EX-UE7	在手背侧，当第2、第3掌骨及第4、第5掌骨之间，当腕横纹与掌指关节中点处，一手2穴，左右共4穴	急性腰扭伤
落枕穴* 外劳宫	EX-UE8	在手背侧，第2、第3掌骨之间，掌指关节后0.5寸（指寸）	①落枕、手臂肿痛 ②脐风
八邪*	EX-UE9	在手背侧，微握拳，第1～5指间指蹼缘后方赤白肉际处，左右共8穴	①手背肿痛、手指麻木 ②烦热、目痛 ③毒蛇咬伤

续表

穴名	国标代号	定　位	主　治
四缝*	EX-UE10	在第2~5指掌侧，近端指关节的中央，一手4穴，左右共8穴	①小儿疳积 ②百日咳
十宣*	EX-UE11	在手十指尖端，距指甲游离缘0.1寸（指寸），左右共10穴	①昏迷 ②癫痫 ③高热、咽喉肿痛

（二）常用穴位快速定位

1. 腰痛点

标准定位：在手背侧，当第2、第3掌骨及第4、第5掌骨之间，当腕横纹与掌指关节中点处，一手2穴，左右共4穴。

穴位配伍：腰痛点配日月治胆囊炎、胆石症。

快速取法：

第一步：分别作第2、第3掌指关节和第4、第5掌指关节与腕背横纹的连线（图4-13）。

第二步：连线的中点即为腰痛点，一手2穴（图4-14）。

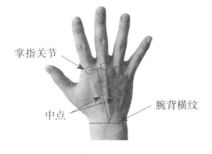

图4-13

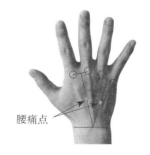

图4-14

2. 落枕穴（外劳宫）

标准定位：在手背侧，当手背，第2、第3掌骨间，掌指关节后0.5寸。

穴位配伍：外劳宫配后溪治颈椎综合征。

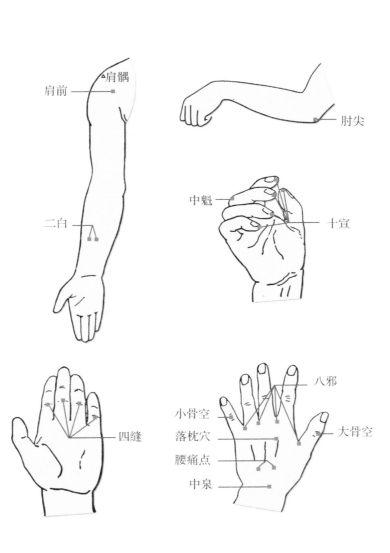

上肢部经外奇穴穴位图

肩前　　肩髃

肘尖

中魁　　十宣

二白

四缝

八邪
小骨空
落枕穴　　大骨空
腰痛点
中泉

快速取法：

第一步：找到第 2、第 3 掌骨以及掌指关节（图 4-15）。

第二步：第 2、第 3 掌骨间，掌指关节后 0.5 寸凹陷中即为外劳宫穴（图 4-16）。

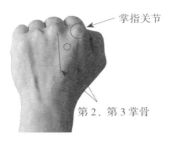

掌指关节

第 2、第 3 掌骨

图 4-15

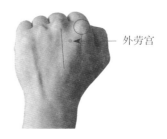

外劳宫

图 4-16

3. 八邪

标准定位： 在手背侧，微握拳，第 1～5 指间指蹼缘后方赤白肉际处，左右共 8 穴。

穴位配伍： 八邪配合谷治手指关节疼痛。

快速取法：

第一步：找到各手指间指蹼缘（图 4-17）。

第二步：第 1~5 指间指蹼缘后方赤白肉际处，左右共 8 穴（图 4-18）。

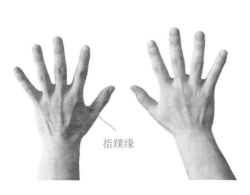

指蹼缘

图 4-17

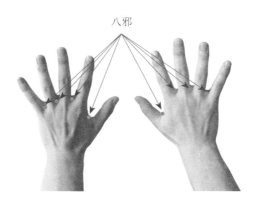

八邪

图 4-18

4.四缝

标准定位：在第 2～5 指掌侧，近端指关节的中央，一手 4 穴，左右共 8 穴。

穴位配伍：四缝配足三里治小儿营养不良。

快速取法：在第 2～5 指掌面近侧指骨间关节横纹的中央，左右共 8 穴（图 4-19）。

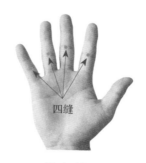

图 4-19

5.十宣

标准定位：在手十指尖端，距指甲游离缘 0.1 寸（指寸），左右共 10 穴。

穴位配伍：十宣配水沟治中风昏迷。

快速取法：在手十指尖端，距指甲尖游离缘 0.1 寸，左右共 10 穴（图 4-20）。

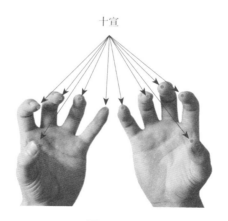

图 4-20

五、下肢部

（一）穴位表解（表4-5）

表4-5 下肢部经外奇穴定位主治表

穴 名	国标代号	定 位	主 治
髋骨	EX-LE1	在大腿前面下部，当梁丘两旁各1.5寸，一腿2穴，左右共4穴	膝关节痛，中风偏瘫，腿疼痛无力，膝部红肿，坐骨神经痛，腰痛，腿痛
鹤顶	EX-LE2	在膝上部，髌底的中点上方凹陷处	膝痛、足胫无力、瘫痪
百虫窝	EX-LE3	屈膝，在大腿内侧，髌底内侧端上3寸，即血海上1寸	①虫积 ②风湿痒疹、下部生疮
膝眼	EX-LE5	屈膝，在髌韧带两侧凹陷处，在内侧的称内膝眼，在外侧的称外膝眼	①膝痛、腿痛 ②脚气
胆囊*	EX-LE6	在小腿外侧上部，当腓骨头前下方凹陷处（阳陵泉）直下2寸	①急慢性胆囊炎、胆石症、胆道蛔虫症 ②下肢痿痹
阑尾*	EX-LE7	足三里穴直下2寸	①急慢性阑尾炎 ②消化不良 ③下肢痿痹
内踝尖	EX-LE8	在足内侧面，内踝的突起处	①牙痛、乳蛾 ②小儿不语 ③霍乱 ④转筋
外踝尖	EX-LE9	在足外侧面，外踝的突起处	①脚趾拘急、踝关节肿痛 ②脚气 ③牙痛
八风*	EX-LE10	在足背侧，第1～5趾间，趾蹼缘后方赤白肉际处，一侧4穴，左右共8穴	①足跗肿痛、趾痛 ②毒蛇咬伤 ③脚气
独阴	EX-LE11	在足底，足第2趾远侧趾骨间关节横纹的中点	①胸胁痛、心绞痛 ②月经不调 ③疝气
气端	EX-LE12	在足十趾尖端，距趾甲游离缘0.1寸（指寸），左右共10穴	①足趾麻木、足背红肿疼痛 ②卒中

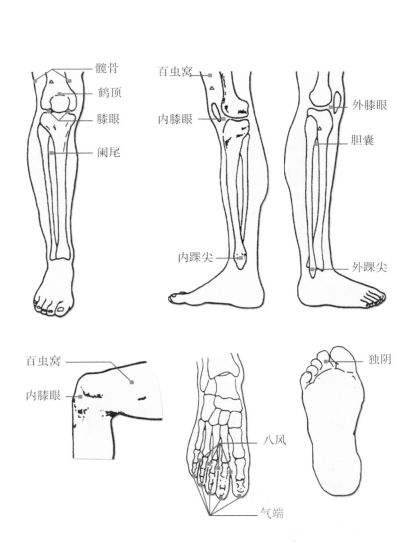

下肢部经外奇穴穴位图

髌骨
鹤顶
膝眼
阑尾

百虫窝
内膝眼
内踝尖

外膝眼
胆囊
外踝尖

百虫窝
内膝眼

八风
气端

独阴

（二）常用穴位快速定位

1.胆囊

标准定位： 在小腿外侧上部，当腓骨小头前下方凹陷处（阳陵泉）直下2寸。

穴位配伍： 胆囊配日月治胆囊炎、胆石症。

快速取法：

第一步：找到小腿外侧的腓骨小头（图4-21）。

第二步：腓骨小头直下2寸即为胆囊穴（图4-22）。

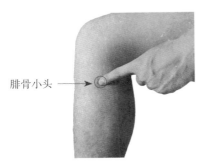

图 4-21

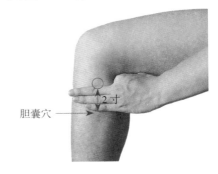

图 4-22

2.阑尾

标准定位： 足三里穴直下2寸。

穴位配伍： 阑尾配足三里治急慢性肠胃炎。

快速取法：

第一步：找到外膝眼以及胫骨前缘（图4-23）。

第二步：外膝眼直下5寸作一水平线（图4-24）。

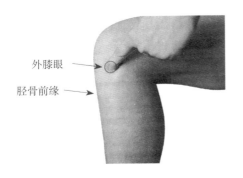

图 4-23

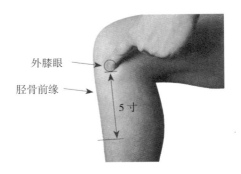

图 4-24

第三步：水平线上胫骨前缘旁开一横指即为阑尾穴（图 4-25）。

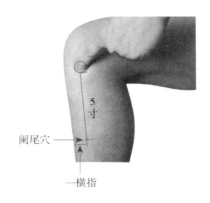

5寸

阑尾穴

一横指

图 4-25

3. 八风

标准定位： 在足背侧，第 1～5 趾间，趾蹼缘后方赤白肉际处，一侧 4 穴，总共 8 穴。

穴位配伍： 八风配束骨治足趾疼痛、麻木。

快速取法：

第一步：找到各足趾间趾蹼缘（图4-26）。

第二步：趾蹼缘后方赤白肉际处即为入风穴位，左右共 8 穴（图 4-27）。

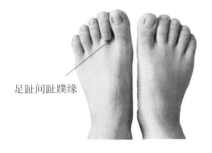

足趾间趾蹼缘

图 4-26

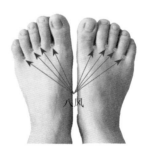

八风

图 4-27

Part V 常见病症快速配伍选穴表

病　症	选　穴	病　症	选　穴
中风闭证	十二井穴、水沟、太冲、丰隆	小儿麻痹症	颈、胸、腰部夹脊穴、肩髃、髀关、带脉
中风脱证	关元、神阙	积滞	足三里、天枢
上肢不遂	肩髃、曲池、外关、合谷	疳积	中脘、四缝、足三里
下肢不遂	环跳、阳陵泉、足三里、昆仑	小儿脑性瘫痪	百会、四神聪、足三里、悬钟
高血压	百会、曲池、太冲、太溪	疝气	关元、三阴交、大敦、气海
低血压	百会、关元、神阙、素髎	注意力缺陷多动症	百会、印堂、太溪、风池、太冲、神门
头痛	百会、太阳、风池、阿是穴、合谷	百日咳	水突、气舍、商丘、风门、肺俞
偏头痛	率谷、阿是穴、风池、足临泣、外关、太冲	痹证	阿是穴、膈俞、关元、阴陵泉、大椎
面瘫	阳白、下关、翳风、合谷	颈椎病	颈夹脊、天柱、风池、曲池、悬钟
面肌痉挛	太阳、地仓、翳风、风池	落枕	外劳宫、天柱、阿是穴、后溪、悬钟
面痛	攒竹、四白、下关、地仓、合谷、太冲、内庭	漏肩风	肩髃、肩髎、肩贞、阿是穴、阳陵泉、条口
风寒感冒	列缺、合谷、风池、大椎、风门	肘劳	曲池、手三里、三间、阳谷、小海、外关、天井
风热感冒	大椎、曲池、外关、合谷、尺泽	腰痛	大肠俞、阿是穴、委中
咳嗽	肺俞、尺泽、列缺	坐骨神经痛	腰夹脊、秩边、环跳、委中
哮喘	肺俞、天突、尺泽、肾俞	膝关节骨性关节炎	膝眼、阳陵泉、梁丘、血海、阿是穴

病 症	选 穴	病 症	选 穴
心悸	内关、神门、郄门、心俞、巨阙	腱鞘囊肿	阿是穴、外关、解溪
不寐	神门、三阴交、百会、安眠、照海	筋膜炎	阿是穴、风池、肩井、肾俞
胸痹	内关、郄门、膻中、心俞、巨阙	扭伤	阿是穴
郁病	印堂、百会、水沟、太冲、内关、神门	瘾疹	曲池、合谷、血海、膈俞
癫狂	太冲、丰隆、内关、大陵、后溪、水沟	蛇串疮	阿是穴、行间、侠溪、内庭
痴呆	百会、四神聪、内关、太溪、悬钟、太冲	神经性皮炎	阿是穴、曲池、血海、膈俞
痫病发作期	百会、水沟、后溪	痤疮	印堂、阳白、颧髎、合谷、曲池、内庭
痫病间歇期	印堂、鸠尾、间使、太冲	斑秃	阿是穴（脱发区）、百会、风池、膈俞
震颤麻痹	百会、风池、曲池、合谷、太冲	扁平疣	合谷、四白、三阴交、血海
消渴	胃脘下俞、肺俞、脾俞、肾俞、太溪、三阴交	疔疮	身柱、灵台、合谷、委中
胁痛	期门、日月、阳陵泉、支沟	丹毒	大椎、曲池、合谷、委中、阿是穴
胃痛	中脘、足三里、内关	痄腮	翳风、颊车、外关、合谷、关冲
腹痛	中脘、神阙、足三里	乳痈	膻中、乳根、期门、足三里、内关、肩井、少泽
胆囊炎	胆囊、阳陵泉、日月、足临泣、胆俞、肝俞	乳癖	膻中、乳根、屋翳、期门、足三里、太冲
呕吐	中脘、足三里、内关	肠痈	天枢、上巨虚、阑尾、阿是穴

病　症	选　穴	病　症	选　穴
泄泻	天枢、上巨虚、阴陵泉、水分、神阙	痔疮	长强、会阳、次髎、承山、二白
痢疾	合谷、天枢、上巨虚、三阴交	目赤肿痛	睛明、太阳、风池、合谷、太冲
便秘	天枢、大肠俞、上巨虚、支沟、照海	麦粒肿	太阳、攒竹、鱼腰、风池、关冲
癃闭	中极、膀胱俞、秩边、阴陵泉、三阴交、肾俞	近视	睛明、承泣、风池、光明
阳痿	关元、三阴交、肾俞	斜视	瞳子髎、球后、丝竹空、睛明、攒竹
痿病	颈、胸、腰部夹脊穴、肩髃、曲池、环跳	耳鸣、耳聋	听会、翳风、中渚、侠溪、太溪、肾俞
月经不调	关元、三阴交、气海、肝俞	牙痛	合谷、颊车、下关
痛经	中极、次髎、三阴交	口疮	劳宫、地仓、廉泉、合谷
经闭	关元、足三里、脾俞、归来	咽喉肿痛	内庭、外关、照海、少商、曲池、鱼际
崩漏	关元、三阴交、肾俞、足三里	鼻渊	迎香、合谷、印堂、列缺
难产	三阴交、合谷、至阴	晕厥	水沟、百会、内关、足三里
胎位不正	至阴	高热	大椎、曲池、合谷、外关、十二井
带下病	带脉、中极、白环俞、三阴交	抽搐	水沟、合谷、太冲、阳陵泉
不孕症	关元、肾俞、太溪、三阴交	内脏绞痛	内关、郄门、阴郄、膻中
绝经前后诸症	肾俞、肝俞、太溪、气海、三阴交	慢性疲劳综合征	百会、脾俞、肝俞、肾俞、合谷、太冲、足三里、三阴交
缺乳	乳根、膻中、少泽	戒断综合征	百会、神门、戒烟穴、合谷、尺泽、丰隆
小儿遗尿	中极、膀胱俞、三阴交	肥胖症	曲池、天枢、阴陵泉、丰隆、太冲
小儿惊风	水沟、印堂、合谷、太冲	衰老	足三里、三阴交、关元、神阙、百会